DE LA NÉVRITE

ET DE

LA PÉRINÉVRITE OPTIQUES

CONSIDÉRÉES DANS LEURS RAPPORTS

AVEC LES MALADIES CÉRÉBRALES

PAR

CHARLES REYNAUD-LACROZE

DOCTEUR EN MÉDECINE DE LA FACULTÉ DE PARIS.

PARIS

J.-B. BAILLIÈRE ET FILS

LIBRAIRES DE L'ACADÉMIE IMPÉRIALE DE MÉDECINE

19, rue Hautefeuille, près du boulevard St-Germain.

1870

DE LA NÉVRITE

ET DE

LA PÉRINÉVRITE OPTIQUES

CONSIDÉRÉES

DANS LEURS RAPPORTS AVEC LES MALADIES CÉRÉBRALES

Paris. A. Parent, imprimeur de la Faculté de Médecine, rue M^r-le-Prince, 31.

DE LA NÉVRITE

ET DE

LA PÉRINÉVRITE OPTIQUES

CONSIDÉRÉES DANS LEURS RAPPORTS

AVEC LES MALADIES CÉRÉBRALES

PAR

CHARLES REYNAUD-LACROZE

DOCTEUR EN MÉDECINE DE LA FACULTÉ DE PARIS.

PARIS

J.-B. BAILLIÈRE ET FILS

LIBRAIRES DE L'ACADÉMIE IMPÉRIALE DE MÉDECINE

19, rue Hautefeuille, près du boulevard St-Germain.

1870

AVANT-PROPOS

L'affection que nous nous proposons d'étudier, est une de celles que les auteurs, avant la découverte de l'ophthalmoscope, avaient coutume de ranger dans la grande classe des amblyopies et des amauroses : l'amblyopie et l'amaurose, mots vagues, qui ne définissent rien au point de vue anatomo-pathologique, car Walter s'était reconnu le droit de dire « que c'était un état morbide dans lequel ni le médecin, ni le malade ne voyaient rien. »

Mais, si, il y a quelques années, on pouvait se croire fondé à émettre une pareille opinion, ce serait certainement aujourd'hui vouloir se refuser à l'évidence, que de méconnaître le progrès accompli dans l'étude diagnostique des altérations profondes de l'œil, grâce au précieux instrument dont Helmholtz a doté la science moderne.

Quant à nous, nous avons choisi pour sujet de notre thèse inaugurale, l'inflammation du nerf optique et nous nous sommes restreint à la considérer dans les rapports qu'elle peut présenter avec quelques maladies cérébrales, telles que les méningites et les tumeurs.

Il est évident que nous ne saurions nous dissimuler, combien de difficultés se groupent autour d'une étude aussi compliquée, surtout quand nous avons égard à notre grande inexpérience dans les choses de l'ophthalmoscopie ; mais nos maîtres pourront-ils ne pas nous tenir compte au moins de nos efforts et de notre bonne volonté, en lisant ce passage de Labruyère : « Celui qui met au jour ses pensées pour faire briller ses talents, doit s'attendre à la sévérité des critiques, mais celui qui n'écrit que pour satisfaire à un devoir a droit à l'indulgence de ses juges et de ses lecteurs. »

DE LA NÉVRITE

ET DE

LA PÉRINEVRITE OPTIQUES

CONSIDÉRÉES

Dans leurs rapports avec les maladies cérébrales.

DÉLIMITATION DU SUJET.

Comme l'indique le titre de ce travail, nous avons l'intention d'examiner deux formes d'altération inflammatoire du nerf optique. Cette distinction nous paraît légitimée par la présence de caractères ophthalmoscopiques spéciaux, qui correspondent à des processus morbides de siége et de causes même différents, ainsi que l'ont déjà montré bien des fois MM. de Græfe et Galezowski. Mais avant d'entrer au cœur de notre sujet, nous croyons qu'il est indispensable d'aborder quelques détails de structure, de rapports du nerf optique et des organes qui lui sont connexes, avec les différentes parties du cerveau. Cette étude servira à établir notre définition et à faire comprendre le rôle pathogénique que jouent les maladies cérébrales dans la production de la névrite et périnévrite optiques.

CHAPITRE PREMIER.

STRUCTURE ET RAPPORTS DE L'APPAREIL OPTIQUE.

Les nerfs optiques tirent leur origine des tubercules quadrijumeaux, qui constituent, d'après les recherches de Magendie, de Longet et de plusieurs autres physiologistes, le centre principal de la fonction visuelle. Toutefois ils ne forment pas eux seuls tout l'appareil optique, qui se compose en outre du centre moyen de la couche optique (Luys), des corps genouillés externe et interne, de la bandelette optique, du chiasma, de la racine grise, de la papille et de la rétine.

Les tubercules quadrijumeaux représentent dans leur texture une foule de petites cellules jaunâtres, dont les prolongements s'anastomosent les uns avec les autres. Le tubercule postérieur, selon Galezowski, a l'aspect d'un noyau arrondi, gris rougeâtre et présente une consistance un peu solide, si on le sectionne d'avant en arrière, il fait saillie sur la surface coupée, comme un œuf dur hors de sa coque.

Le centre moyen de la couche optique, d'après Luys, est un point où viendraient converger des prolongements nombreux de fibres, prenant naissance, soit dans les cellules des corps genouillés, soit enfin dans les tubercules quadrijumeaux.

Les corps genouillés comparables à de véritables

ganglions, auraient pour caractère histologique, d'offrir une membrane enveloppante conjonctive, et un contenu de cellules ovoïdes, jaunâtres avec granulations pigmentaires. Ces cellules pour la plupart apolaires, et ayant à leur pourtour un faisceau de fibres grises, ont comme moyen d'union une matière amorphe de consistance plus ou moins molle. Nous rappellerons ici, que les cellules des corps genouillés sont le point d'arrivée des bandelettes optiques, et nous dirons en outre, qu'elles émettent des fibres de communication qui se portent vers le centre optique et les tubercules quadrijumeaux.

Quoi qu'il en soit, d'ailleurs, de la structure de cette portion de l'appareil dont nous nous occupons, et des liens qui peuvent exister entre chacun de ses éléments; il est de toute évidence, qu'il ne sera pas moins important, au point de vue spécial où nous nous sommes placé, de signaler brièvement quels rapports de contiguïté rattachent ces organes aux parties avoisinantes de l'encéphale.

Et d'abord, les tubercules quadrijumeaux, comme on le sait, sont au nombre de quatre, deux antérieurs et deux postérieurs; les antérieurs ont reçu le nom de nates, les postérieurs celui de testes. Situés sur le même plan horizontal, d'une part entre les couches optiques, en arrière du ventricule moyen, et de l'autre en avant des lames supérieures du cervelet, ils forment la paroi supérieure de l'aqueduc de Sylvius. Les pédoncules cérébelleux supérieurs passent au-dessous d'eux, pour aller concourir à la formation des pédoncules cérébraux, et ils sont embrassés latéralement par le ruban de Reil, qui se perd dans le tubercule postérieur.

En avant du pont de Varole, ils ont au-dessus d'eux la glande pinéale et la toile choroïdienne, et concourent enfin à former la portion horizontale de la grande fente de Bichat. De plus, il s'établit à l'aide d'une bandelette blanchâtre des connexions entre l'éminence antérieure et le corps genouillé externe, partant avec la racine correspondante du nerf optique, et entre l'éminence postérieure et le corps genouillé interne.

Le centre optique, dont nous avons déjà parlé, fait partie essentielle de la couche optique ; il a été désigné par Luys sous le nom de centre moyen, à cause de la position que cet auteur lui a reconnue par rapport à d'autres centres qui seraient appelés à d'autres fonctions.

Nous avons indiqué déjà comment ce noyau de substance grise devenait pour ainsi dire le rendez-vous de trois espèces de fibres : convergentes supérieures, bandelettes des corps genouillés, et faisceau de fibres des tubercules quadrijumeaux. Là doit se borner notre description, et nous renvoyons pour plus de détails, ceux qui nous feront l'honneur de nous lire, à l'ouvrage si remarquable de M. Luys (1).

Les corps genouillés, soit internes, soit externes,

(1) Luys, *Recherches sur le système nerveux cérébro-spinal*, Paris, 1865.

ont pour siége anatomique la moitié postérieure et inférieure de la couche optique; ils ont l'apparence de tubercules d'un petit volume, et ils affectent nécessairement les mêmes rapports que cette face inférieure dont ils semblent être une dépendance. A ce niveau, en effet, correspond la fente cérébrale de Bichat, l'ouverture du prolongement sphénoïdal du ventricule latéral et l'entrée de la pie-mère qui va former les plexus choroïdes. Nous ne reviendrons pas sur les relations qui s'établissent entre ces appendices et les tubercules quadrijumeaux.

Quant à la bandelette optique elle est constituée par la réunion des deux racines blanches du nerf optique. La racine blanche interne naît du corps genouillé interne; la racine blanche externe du corps genouillé externe; mais en définitive là n'est pas l'origine réelle de ces racines, car ainsi que nous l'avons montré, la racine interne traverse le corps genouillé interne, pour se porter vers le tubercule quadrijumeau postérieur et l'externe traverse le corps genouillé externe pour se jeter dans l'éminence antérieure. Une fois née, la bandelette optique contourne la face inférieure du pédoncule cérébral correspondant et converge vers la ligne médiane pour se réunir au-devant du tuber cinereum, à celle du côté opposé et donner naissance au chiasma des nerfs optiques. Il nous paraît intéressant de rappeler que les bandelettes, au moment où elles tendent à se réunir, forment les deux côtés antérieurs d'un losange dont les côtés postérieurs dépendent des pédoncules cérébraux. Dans la circonscription de ce losange se trouvent successivement d'avant en arrière : le tuber cinereum, la tige du corps pituitaire, le corps pituitaire, les tubercules mamillaires et l'espace interpédonculaire.

De la notion de ces rapports ressortent pour nous de grandes déductions pratiques, car il est facile de comprendre comment des tumeurs de la glande pituitaire ont pu fréquemment influencer la vision.

Le chiasma est produit par l'entrecroisement des bandelettes. Situé au-dessous de la racine grise du nerf, il repose sur la gouttière optique de l'os sphénoidal. Les fibres qui le composent présentent une disposition des plus importantes à noter au point de vue de la pathologie de l'œil ; aussi allons-nous en parler immédiatement.

Nous n'avons pas besoin de dire que les bandelettes optiques sont formées de fibres blanches parallèles jusqu'au chiasma ; mais ce faisceau arrivé en ce point se dissocie ; les unes internes s'entre-croisent en X, et se rendent par exemple, celles du côté droit, vers la partie interne de la rétine gauche, et réciproquement ; les fibres externes, au contraire, se continuent des corps genouillés du même côté, vers la portion externe de la rétine correspondante. Il faut admettre aussi l'existence de fibres antérieures, dites commissurantes, qui s'étendent entre les cellules des deux rétines ; celles-ci ont une origine indépendante des tubercules quadrijumeaux. Par opposition on en rencontre d'autres formant le bord postérieur du chiasma, qui relient les tubercules quadrijumeaux d'un côté à ceux du côté opposé. Telle est, à peu près, la structure du chiasma, si ce n'est qu'il reçoit encore les fibres provenant de la racine grise.

Cette racine grise, sorte de lamelle triangulaire, en rapport direct avec le chiasma et sur les côtés avec les pédoncules du corps calleux concourt à limiter en avant le ventricule moyen. Ses fibres s'entrecroisent et passent à l'état de fibres blanches, en même temps qu'elles se réunissent à celles des bandelettes pour constituer le nerf optique.

Parti du chiasma, le nerf optique s'engage dans le trou optique en décrivant une courbe à concavité interne. Il a avec lui dans le trou optique l'artère ophthalmique et à son côté externe l'artère carotide interne.

Dans l'orbite il est entouré par les artères ciliaires, et se trouve protégé avec elles par un coussin de tissu cellulo-graisseux. Dans ce point l'artère ophthalmique le croise à sa face supérieure. La dure-mère présente cette particularité, qu'elle l'accompagne depuis son entrée dans l'orbite jusqu'à son passage à l'anneau sclérotical, car d'après quelques auteurs elle se dédoublerait en deux feuillets, dont l'un formerait le périoste de la cavité orbitaire, et l'autre la gaîne externe de ce nerf. La pie-mère lui tiendrait lieu de névrilème, en lui constituant une seconde gaîne interne depuis sa naissance jusqu'à son épanouissement dans la rétine. De plus, elle fournirait au ner optique des cloisons, qui sépareraient les fibres et les divers faisceaux de fibres, dont il se compose. Cette structure anatomique est intéressante à noter, car elle nous explique pourquoi l'on voit, dans certains cas, l'inflammation se borner à la périphérie du nerf et se traduire par des signes ophthalmoscopiques spéciaux. Cette disposition rend compte d'ailleurs de la division de notre sujet en névrite et périnévrite. Ajoutons que le nerf optique est traversé dans sa portion orbitaire par un petit canal où sont placées l'artère et la veine centrale de la rétine, et quelques-uns disent, un petit nerf découvert par Tiedmann. Enfin le nerf traverse la sclérotique et la choroïde, constitue la papille, que nous décrirons plus tard, et s'épanouit pour former la rétine. L'anneau sclérotical, qui est un tissu inextensible, oblige le tronc nerveux à se rétrécir, et on lui voit prendre une forme conique à sommet antérieur, c'est-à-dire du côté de la surface cristallinienne.

Nous abordons un des points les plus importants de l'anatomie de l'appareil optique, celui de sa vascularisation, et disons le tout de suite, c'est à M. Galezowski que revient l'honneur d'avoir précisé le fonctionnement circulatoire, et par suite le mode nutritif de la papille et des organes avec lesquels elle se trouve en connexion. Cette découverte a reçu la sanction du savant professeur d'anatomie de la Faculté de Paris.

Le Dr Galezowski se fondant sur cette remarque judicieuse, qu'on voyait assez souvent disparaître les vaisseaux capillaires, et partant, se produire une pâleur extrême de la papille, sans que le calibre des vaisseaux centraux fût notablement diminué, et que, de plus, il n'était pas rare d'observer des inflammations et des infiltrations papillaires se développer sous l'influence des maladies cérébrales aiguës et chroniques, entreprit des recherches à l'amphithéâtre d'anatomie de Clamart, et il ne tarda pas à découvrir en premier lieu que les vaisseaux de la papille n'étaient point fournis par l'artère centrale de la rétine, et qu'en second lieu trois artères indépendantes concouraient à baigner le petit appareil optique du fluide nourricier. L'une, l'artère optique postérieure branche de la cérébrale postérieure se porte dans les tubercules quadrijumeaux ; les deux autres, l'artère optique moyenne et l'optique antérieure, venant de la communicante postérieure et de la cérébrale moyenne, se jettent d'une part dans le corps genouillé et la partie postérieure des bandelettes optiques, et de l'autre dans la substance même du chiasma. Si à cela on ajoute de nombreux filets vasculaires provenant de la pie-mère, on aura une idée exacte de la circulation de la papille.

M. Bousseau (1) confirme la réalité du fait anatomique énoncé par M. Galezwoski, car il s'est assuré en faisant différentes coupes sur le nerf et sur la papille qu'aucun ramuscule de l'artère centrale ne

(1) Thèse de Paris, 1868.

se distribuait aux tubes nerveux, et qu'elle n'émettait de divisions dans tous les cas qu'à la sortie du canal que lui fournit le nerf optique. « Dès lors, dit-il, on comprend qu'une lésion puisse rester limitée à la papille, à condition que ce soit une lésion de circulation. »

La papille se dessine sur le fond de l'œil, sous la forme d'une tache blanche, et presque régulièrement circulaire. Cette partie, dit Galezowski, doit être étudiée au point de vue de la forme, de la couleur et de la grandeur. On comprend aisément toute l'utilité qu'il y a à connaître l'état physiologique de la papille, si on se propose, comme nous, de faire reposer les principaux éléments du diagnostic d'une maladie sur les altérations qu'elle est susceptible de trahir à l'ophthalmoscope. Mais elle offre, dans l'état physiologique même, tant de modalités diverses, que rien n'est quelquefois plus facile que de confondre la santé avec la maladie de cet organe. M. Bouchut, qui s'est occupé beaucoup de cérébroscopie, c'est-à-dire du diagnostic des maladies cérébrales au moyen de l'ophthalmoscope, se plaît à reconnaître la justesse de cette assertion. Tel est aussi l'avis du Dr Galezowski.

Afin de mettre quelque ordre et quelque clarté dans l'exposition anatomique de cette partie, nous avons cru bien faire d'analyser les détails qu'en donne M. Galezowski dans son travail (1).

(1) Thèse de Paris, 1865.

Cet auteur considère d'abord la forme de la papille. La forme de la papille, dit-il, n'est pas essentiellement ronde, comme le voulait Jæger. Elle affecte plutôt une disposition ovale à grand diamètre vertical. Son aspect est celui d'un disque blanc au centre duquel on voit émerger l'artère centrale de la rétine. Ses contours sont ordinairement bien tranchés à l'état normal, mais il n'en est pas de même à l'état pathologique comme nous le verrons plus loin.

Quant à la grandeur réelle et apparente de la papille, M. Jæger aurait noté des variations assez nombreuses. Ainsi, pour les yeux d'un grand volume, la papille mesurerait $0^{l},75$ transversalement et $0^{l},70$ dans le diamètre vertical ; par contre, dans les yeux d'un petit volume, ces différents diamètres n'étaient plus que de $0^{l},55$ et $0^{l},49$ de ligne. Il n'est pas besoin d'ajouter qu'il s'agit ici de la grandeur réelle de la papille, parce que la grandeur apparente fournie par l'ophthalmoscope subit des oscillations en rapport avec l'amplification qu'est susceptible de donner telle ou telle lentille. La myopie et l'hypermétropie ne sont pas sans influencer la grandeur papillaire; mais on croit que c'est là un phénomène de réfraction. La première diminuerait tandis que la seconde concourrait à agrandir l'image du punctum cæcum.

En règle générale, la papille normale doit avoir des contours bien tranchés du reste du fond de l'œil, mais cependant il est des cas physiologiques où on observe des doubles contours. Il semble que la papille soit entourée d'un anneau blanc; mais on ne note rien de pathologique du côté de la vascularisation et de la coloration. Il faudra donc prendre garde de confondre ces cas avec une excavation, qui produit à l'œil de l'observateur le phénomène réel des doubles contours. Les auteurs ont cherché à expliquer différemment la cause de cette aberration visuelle, et M. Galezowski, en particulier dans son excellente thèse en donne deux raisons principales. « 1° tantôt le trou choroïdien, à travers lequel doit passer le nerf optique, est relativement trop grand, et ne peut être complétement rempli par ce dernier; alors un anneau de la sclérotique devra être vu autour du nerf optique. C'est l'explication donnée par M. Desmarres père.

« 2° Tantôt les fibres du nevrilème interne du nerf optique ne s'arrêtent pas à son entrée dans le globe, mais se prolongent jusqu'à la papille. Il y aura alors autour de cette dernière un cercle blanc n'ayant évidemment aucune influence sur la vision. Ce fait, nous l'avons observé et décrit nombre de fois, et c'est aussi cette dernière explication que nous avons cru devoir adopter. »

La coloration de la papille à l'ophthalmoscope est franchement rosée, plus prononcée à la périphérie qu'au centre, ce qui est dû à la disposition des vaisseaux. On sait pourtant que beaucoup de personnes lui assignent un fond rouge jaune, mais nous croyons, avec un bon nombre d'auteurs que cette variété de perception chromatique tient à une organisation particulière de chacun. Il nous semble presque inutile de dire, que chez les sujets anémiques, on verra la papille beaucoup plus pâle ; toutefois il faudrait se garder de porter le diagnostic d'atrophie; car, comme l'a vu M. Galezowski, dans le service de M. Aran, à l'hôpital Saint-Antoine, cette pâleur peut se déclarer en quelques heures, à la suite d'hémorrhagies abondantes, et est-il besoin d'ajouter que ce n'est point là le caractère de l'atrophie, qui affecte une marche essentiellement progressive? Puisque nous sommes sur le chapitre de la pâleur, n'omettons pas de dire, qu'à l'état normal, l'endroit le plus pâle, siége au niveau d'une dépression, où se fait l'émergence des vaisseaux centraux. On la reconnaît à un aspect luisant et blanchâtre, et on a quelquefois une difficulté extrême à la distinguer d'une excavation pathologique. En résumé, la papille doit ce teint rosé, qui lui est propre, à des vaisseaux d'une nature spéciale, c'est-à-dire d'origine cérébrale. S'ensuit-il que ce soient là les seuls vaisseaux que l'ophthalmoscope nous découvre? Assurément non; car l'artère et la veine centrales, qui se sont creusé un canal au centre de la substance du nerf, émergent, ainsi que nous l'avons indiqué, pour se répandre dans la rétine. Donders, à démontré qu'habituellement l'émergence des vaisseaux rétiniens se fait par deux branches, l'une supérieure et l'autre inférieure, mais que la veine pénètre à travers un trou séparé de la lame criblée scléroticale, et que dans quelques cas la subdivision se prolonge jusqu'à son épanouissement sur la papille, si bien qu'en cet endroit les branches veineuses sont doubles pour une seule artère. Il est bon de savoir que les artères sont toujours plus petites et plus pâles que les veines; elles croisent celles-ci en certains endroits, de façon qu'elles paraissent y déterminer une sorte de vide, quand elles sont par trop distendues par le sang. La vascularisation paraît nulle à l'endroit de la macula lutea. De plus, les vaisseaux rétiniens se distingueront aisément des vaisseaux choroïdiens, qui forment plutôt une espèce de lacis, qu'ils affectent une disposition dichotomique comme les premiers Nous glisserons rapidement sur les anomalies congéniales de la papille, et nous nous contenterons de dire, que des observateurs parmi lesquels il faut citer M. Desmarres, ont vu des cas de papille absolument blanche, dépourvue de toute espèce de vascularisation. Ce dernier auteur est disposé à attribuer cette anomalie à des maladies cérébrales de la vie intra-utérine (1) M. Galezowski est plutôt d'avis qu'il faille faire intervenir un arrêt de développement de l'artère centrale avant son entrée dans l'œil (2).

Il y a des irrégularités dans la disposition des vaisseaux, qui peuvent naître de la périphérie du disque papillaire au lieu de le faire au centre. On

(1) Traité des maladies des yeux; t. III, p. 445.
(2) *Loc cit.* p. 20.

pourra voir deux artères et deux veines centrales, parce que la division s'est opérée dans l'intérieur du nerf optique, et non sur la surface de la papille. Il peut arriver qu'il y ait une excavation telle de cette dernière, que les vaisseaux puissent donner le change sur une courbe pathologique. Enfin le calibre de l'artère et de la veine peut se montrer d'une finesse extrême, et des pulsations nettement se produire dans la veine centrale, ce qui n'est pas, à beaucoup près, un indice de maladie, comme s'il s'agissait de l'artère. La papille présente quelquefois des contours irréguliers, et frangés, comme dans la névrite optique, et une excavation, qui est de nature à simuler une affection glaucomateuse. Mais disons alors, qu'indépendamment des troubles fonctionnels spéciaux à ces affections, qui feront entièrement défaut, il sera impossible de saisir une anomalie soit dans la coloration, soit dans la disposition franchement interrompue des vaisseaux.

Dirons-nous quelques mots des plaques fibreuses congénitales de la papille et de la rétine? On sait que ces plaques cachent les artères, les veines et les capillaires, et on a admis que la gaîne des cylindraxes, au lieu de s'arrêter au voisinage de la lame criblée, se prolongeait jusque sur la papille et sur la rétine, comme chez les lapins; dès lors les contours des tubes nerveux en devenaient sombres et opaques.

CHAPITRE II.

§ I. — HISTORIQUE.

Les auteurs du *Compendium de chirurgie*, dans leur remarquable article sur l'amaurose, ont signalé l'affaiblissement ou la perte totale de la vue à la suite des maladies cérébrales ; ils ont noté l'atrophie du nerf optique dans des cas de tumeurs intra-orbitaires ou intra-crâniennes, et ils disent : « que d'autres fois l'altération du sens visuel était symptomatique d'une hémorrhagie cérébrale ou d'un ramollissement du cerveau, qui avait détruit des parties de l'encéphale indispensables à la vision, ou bien aussi d'une lésion du nerf optique. » Toutefois, le premier mérite des investigations ophthalmoscopiques, dans les maladies aiguës ou chroniques du cerveau, appartient à MM. de Graefe et Stelwag-von-Carion (1) ; celui-ci a décrit des névrites optiques dans le cours des méningites tuberculeuses et des fièvres typhoïdes, et celui-là est parvenu à montrer la relation qui existe entre l'inflammation du nerf optique et la présence des tumeurs de l'encéphale.

M. Galezowski (2), dès 1860, attirait l'attention de M. Bouchut sur les altérations de la papille, qui

(1) Comptes rendus des séances de la société de Biologie, 1860, p. 141.

(2) Galezowski, *Traité des maladies des yeux*, Paris, 1870.

accompagnent la méningite tuberculeuse basilaire, et depuis, ce dernier, dans son service de l'hôpital des Enfants malades, a recueilli une foule d'observations qui ont été publiées, et dans lesquelles il établit une loi de coïncidence entre certaines maladies de l'œil, du cerveau, de la moelle, des méninges. Ce médecin est, en outre, l'auteur de plusieurs mémoires ou articles qui ont trait à la pathologie cérébro-oculaire (Diagnostic des maladies du système nerveux par l'ophthalmoscope ; Paris 1868. *Gazette des hôpitaux*, 1862. — Du diagnostic de la méningite par l'ophthalmoscope. *Gazette médicale*, 1868).

M. le Dr Galezowski a fait aussi des recherches dans les services de MM. Trousseau, Baillarger, Moreau, Vigla, Grisolle, Lasègue, et Gueneau de Mussy, et a publié plusieurs travaux très-estimés sur la matière.

Wecker décrit une neuro-rétinite dans les maladies cérébrales. Galezowski, ainsi que Testelin et Warlemont, dans leur édition de Mackenzie, décrivent séparément la neuro-rétinite et une névrite, se fondant sans doute sur une raison anatomique.

M. le professeur Vulpian, Charcot, Meunier, Koster et Liebreich ont apporté dans cette question de nouveaux matériaux importants.

MM. Schneller et H. Jackson, les observations de MM. Gillet de Grammont et Oglé, enfin, les excellentes thèses des docteurs Bousseau et Macabian viennent compléter l'histoire de la pathologie cérébro-oculaire.

§ II. DÉFINITION.

Les auteurs s'accordent à admettre une neuro-rétinite de cause cérébrale, qu'ils appellent pour ce motif neuro-rétinite descendante, par opposition à celle qui serait consécutive à la rétinite et commencerait par l'extrémité oculaire du nerf optique; mais, là où ils ne sont pas d'accord, c'est dans l'interprétation étiologique de cette neuro-rétinite descendante. Les uns, comme de Graef, distinguent une névrite par étranglement à la suite d'une augmentation de la pression intra-crânienne par différentes causes, augmentation de pression qui amènerait une stase sanguine dans les vaisseaux de l'œil, et une névrite par propagation inflammatoire du côté de la substance de l'encéphale; les autres répudiant la forme de papille étranglée, au moins comme primitive, ne veulent conserver que la dernière. Quoi qu'il en soit de cette divergence d'opinions qui trouvera mieux sa place ailleurs, il devient incontestable pour nous qu'il existe deux espèces de névrite, la névrite proprement dite ou essentielle et la périnévrite; car, ainsi que l'ont fait voir d'abord Galezowski, Testelin et Warlemont, et ainsi que l'a confirmé plus tard le Dr Bousseau dans ses observations prises à l'hôpital des Incurables, des Petits-Ménages et de la Salpêtrière, la névrite est caractérisée par l'inflammation du tissu propre du nerf, et la périnévrite par celle de la gaîne de tissu conjonctif, qui lui sert de protection. Du reste, l'examen ophthalmoscopique révélera des symptômes différents.

M. Galezowski (1) définit la névrite optique : une affection caractérisée par une infiltration séreuse de la papille du nerf optique, avec saillie et proéminence considérable en avant, et M. de Graefe : « une convexité de la papille, à forme hémisphérique, irrégulière, état diamétralement opposé à celui de l'excavation, aussi bien dans sa forme et sa stucture que dans sa signification pathologique. »

Pour nous la périnévrite ou névrite péripapillaire se différencie de la première par l'inflammation et l'hypertrophie du tissu cellulaire interstitiel, par une infiltration péripapillaire très-accusée et gagnant un peu le champ circonvoisin de la rétine ; par la coloration normale du centre de la papille, et sa proéminence presque nulle en avant.

§ III. — OBSERVATIONS

Nous croyons devoir placer ici nos observations, qui nous paraissent former la meilleure introduction à l'étude pathogénique et symptomatologique de la maladie.

OBSERVATION I

Recueillie par nous, à l'Hôtel-Dieu, dans le service de M. Gueneau de Mussy.

La nommée G-.E. P., journalière, âgée de 45 ans, est entrée,

(1) *Loc cit*, p. 69.

le 10 juillet 1869, à l'Hôtel-Dieu, et se trouve couchée au nº 11 de la salle Saint-Bernard. Cette femme nous raconte qu'elle est sujette à des névralgies au moins depuis une quinzaine d'années ; mais il y a deux ans et demi seulement qu'elle a été prise, pour la première fois, de douleurs de tête sourdes et continues, occupant les régions pariétale et frontale. Peu de temps après, sa vue a commencé à s'affaiblir et à se troubler, et les accès de céphalalgie ont augmenté de fréquence et d'intensité. Pas de vomissements, mais il lui arrivait souvent d'avoir des vertiges et de tomber sans connaissance dans la rue, sans qu'il se produisît des phénomènes épileptiformes. Jamais elle n'a eu de faiblesse marquée dans une moitié du corps ou dans une région quelconque.

Nous l'avons soigneusement interrogée au sujet de ses antécédents, et nous n'avons pu découvrir aucune influence syphilitique ou héréditaire (tubercules, cancer, etc.). Elle a cessé d'être réglée, nous dit-elle, depuis deux ans, et il lui est survenu, à cette époque, des hémorrhoïdes qu'elle faisait rentrer après l'acte de la défécation. — Bref, l'état de sa santé empirait toujours davantage ; sa vue continuait à s'altérer de plus en plus, et était accompagnée de phénomènes photopsiques, qu'elle aimait à comparer à des éclipses, lorsqu'elle résolut d'entrer à l'hôpital, dans le service de M. Guéneau de Mussy. L'examen ophthalmoscopique fut pratiqué par M. Galezowski, qui constata dans les deux yeux les signes d'une névrite optique : Injection des vaisseaux cérébraux de la papille, qui lui donnent un aspect carmin à travers un léger nuage grisâtre constitué par l'œdème. Saillie assez considérable vers le corps vitré, et contours irréguliers et presque effacés. Veines tortueuses et artères paraissant vides de sang. Chose remarquable, dilatation pupillaire peu accentuée !

Traitement : Iodure de potassium à l'intérieur et cautère à la nuque.

L'affaiblissement de la vue n'a cessé de faire des progrès car un mois après son arrivée à l'Hôtel-Dieu, elle était devenue complétement aveugle. Les douleurs de tête persistaient aussi intenses et aussi fréquentes qu'auparavant. On ne notait pas de vomissements, ni de diminution de l'appétit. La force musculaire était intacte dans le membre supérieur et inférieur.

25 mars 1870. — L'état général est le même, mais nous ob-

servons la contracture des muscles de la face du côté droit, qui paraissent tendus comme une corde sous les doigts ; les paupières sont vigoureusement fermées, et la commissure labiale est tirée en haut et en dehors. Cet état persiste quelques minutes, et puis se calme, et il nous a semblé que l'entretien que nous avions avec elle, contribuait à le faire naître.

3 avril 1870. — Nous avons pu pratiquer nous-même, secondé par l'interne du service, l'examen ophthalmoscopique. La papille paraissait être entrée dans une période d'atrophie, que nous avons cru reconnaître à son aspect blanc crayeux, dépourvu de toute trace de vascularisation. L'indocilité de la malade, qui déplaçait sans cesse la direction de son axe visuel, ne nous a pas permis de rechercher si ses bords conservaient des vestiges de cette irrégularité et de cette infiltration, qui sont le caractère de l'atrophie névritique.

Sa santé allait en s'affaiblissant un peu, et on ne remarquait rien de nouveau, sauf un léger état de surdité, lorsqu'elle s'éteignit tout à coup le 14 mai à six heures du soir, après avoir offert quelques heures seulement avant, un état de surexcitation, accompagné de violents maux de tête, sans perte de connaissance et sans phénomènes convulsifs.

L'autopsie fut faite par notre ami, M. Martel, élève du service, qui eut l'obligeance de nous en avertir, et nous trouvâmes une tumeur (1) du volume d'un œuf de poule, située au-dessous du lobe sphénoïdal droit, paraissant adhérente et incrustée de particules osseuses, qui n'étaient autre chose, d'après M. Cornil, que de véritables phlébolithes. On peut séparer la tumeur à l'aide d'un filet d'eau, et elle est complétement indépendante de la masse cérébrale. Il existe de la congestion des méninges, mais on n'aperçoit pas de fausses membranes ni d'adhérences à la surface externe du cerveau. Le cervelet paraît manifestement un peu repoussé en arrière du même côté ; le ventricule latéral correspondant semble envahi par elle, et tout l'hémisphère droit du cerveau présente un ramollissement des plus marqués, qui ne permet pas de distinguer les bandelettes optiques entièrement confondues avec les parties voisines. Le chiasma participe à cette altération et paraît œdématié. Le nerf optique du côté droit est un peu plus volu-

(1) Voir la planche qui en représente le dessin.

mineux et un peu plus gonflé que le gauche. Il est impossible de reconnaître l'origine des nerfs situés dans le ramollissement. M. Galezowski a eu la bienveillance d'examiner avec nous les tubercules quadrijumeaux et les corps genouillés, mais, par suite d'une altération rapide survenue dans la pièce pathologique, il ne nous a pas été permis de rien préciser à cet égard.

M. Cornil (1), agrégé à la Faculté, qui nous a fait l'honneur d'examiner la pièce au microscope, et que nous tenons à remercier publiquement de sa bienveillance, nous a remis une note, dans laquelle il la qualifie de *sarcôme angiolithique*. Cette espèce de tumeur, appelée épithelioma par Robin, et gliome par Virchow, diffère par la forme de ses cellules de tous les autres sarcômes. Elle a pour siége exclusif la boîte crânienne, et dans celle-ci l'arachnoïde pariétale et viscérale, la pie mère et la dure-mère. On y voit répandue, à sa surface, des concrétions analogues à celles des plexus choroïdes et qui constituent un véritable sable cérébral. Ces sarcômes sont faciles à écraser, et leur couleur est grise, plus ou moins opaque.

OBSERVATION II.

Recueillie par nous à la clinique de M. le Dr Galezowski.

L. G..., âgé de 31 ans, sergent au 7e de ligne, se plaint d'avoir été pris, au mois de décembre dernier, de légers maux de tête, qui sont ensuite devenus de plus en plus violents, si bien qu'il ne pouvait garder le lit. Ils débutaient vers dix heures du soir, et se prolongeaient ainsi toute la nuit. Des vomissements venaient habituellement terminer l'accès qui rarement se montrait le jour, mais cédait, quand il venait, facilement à l'exercice.

Les antécédents ne fournissent rien de spécial du côté de sa famille. Quant à lui, il nous dit avoir contracté les fièvres intermittentes en Italie (Rome 1861-1862). Son régiment ayant été appelé ensuite au Mexique en 1863, il y gagna une forte dysentérie. Puis en septembre 1869 se trouvant en garnison à Paris, il fut atteint des accidents primitifs de la syphilis, car il déclare nettement avoir eu un chancre induré

(1) Manuel d'histologie pathologique, 1869, p. 133.

à la lèvre inférieure avec engorgement des ganglions sous-maxillaires, que l'on traita à l'hôpital de Vincennes par vingt-six pilules de proto-iodure. Il ne survint ensuite d'autre accident que la perte des cheveux sur une surface d'environ une pièce de 2 francs. Le malade craignant alors d'être en proie aux accidents secondaires, fut consulter Ricord, qui lui prescrivit 60 de ses pilules et une solution titrée d'iodure de potassium, à prendre pendant deux mois. Alors ont apparu les maux de tête, que nous avons déjà signalés.

Il va consulter de nouveau M. Ricord qui lui prescrit le même traitement en un mois au lieu de deux. Une amélioration rapide se déclare, mais le malade cesse complétement la médication. A la suite de cette interruption, les douleurs de tête redoublent de violence, les vomissements augmentent de fréquence ; un malaise général se déclare, qui l'oblige à entrer d'urgence à l'hôpital St. Martin. Les maux de tête ne cessent qu'à l'administration de 0,80 centigr. de sulfate de quinine.

La vue n'a commencé à se troubler que le 2 février, c'est-à-dire trois jours après son entrée à l'hôpital, et le vingt du même mois, il est venu réclamer les soins de M. Galezowski, qui put constater à l'ophthalmoscope les signes d'une périnévrite optique : exsudation sur les bords de la papille, s'étendant un peu sur la rétine ; le centre de la papille conserve la couleur rosée normale ; les veines sont variqueuses, tortueuses, tandis que les artères sont minces, filiformes. Les vaisseaux disparaissent sur les bords de la papille et semblent noyés dans la transsudation séreuse.

Le trouble de la vue est encore augmenté par la paralysie des deux quatrièmes paires qui occasionne une diplopie des plus marquée. Le malade doit constamment tenir un œil fermé lorsqu'il marche.

Traitement ; 0,50 centigrammes matin et soir de sulfate de quinine. Une cuillérée à bouche deux fois par jour d'iodure de potassium. Deux vésicatoires, un sur la nuque et plus tard derrière l'oreille. Bains de vapeur deux fois par semaine.

Les maux de tête ont cessé sous l'influence du traitement, et l'appétit est revenu, comme il était auparavant. Le malade se plaint seulement de voir double, quand il fixe des deux yeux un objet situé au-dessous d'un plan horizontal passant par l'axe de l'œil ; alors si on place un verre rouge par exemple sur l'œil droit, et qu'on le prie de regarder la flamme d'une bougie, il ne tarde pas à apercevoir deux images superposées, présentant entre elles un certain degré d'écartement.

11 mars. Examen ophthalmoscopique : Papille sensiblement améliorée. Vaisseaux de la rétine encore tortueux. L'infiltration persiste, quoiqu'à un degré moindre et il existe un cercle de diffusion autour de la papille.

4 avril. Diplopie persistante ; santé générale meilleure.

Traitement : Vin de quinquina et iodure de potassium.

8 avril. Diminution dans l'écartement des images. Vision plus nette des objets. A l'ophthalmoscope, encore un léger nuage de la papille. Vaisseaux centraux à peine tortueux. Au total amélioration considérable.

Traitement : Bains sulfureux, vin de quinquina.

29 avril. Papille qui paraît physiologique ; la diplopie diminue toujours.

10 juin. — Le malade nous montre une éruption, qui s'est déclarée depuis un mois environ au cuir chevelu, à l'anus et aux parties génitales sur le scrotum. Nous voyons là les caractères d'une syphilide pustuleuse et de plaques muqueuses. La vue reste ce qu'elle était, c'est-à-dire améliorée.

Traitement : M. Galezowski lui prescrit la liqueur de Van Swieten et l'iodure de potassium.

M. Vallin, interne distingué des hôpitaux, a bien voulu nous communiquer les deux observations qui suivent. Nous nous empressons, par conséquent de l'en remercier.

OBSERVATION III.

Recueillie à l'hôpital Ste-Eugénie, dans le service de M. Bergeron.

Jacquier (Jules), âgé de 2 ans, né à Paris, entre le 5 janvier 1869 à l'hôpital Ste-Eugénie, salle St.-Joseph.

Il résulte des renseignements fournis par la mère que l'enfant a toujours été bien portant pendant les quinze premiers mois de son existence. Seulement, il y a cinq mois, on a commencé à s'apercevoir d'une saillie au niveau de la portion dorsale de sa colonne vertébrale, et depuis cette époque il s'affaiblit, mange peu, vomit, et ne peut se tenir sur les membres inférieurs. Toutefois la mère avoue que son enfant a commencé à marcher vers l'âge de 15 mois. Depuis huit jours le petit malade ne veut plus accepter aucune nourriture et se trouve fortement constipé. Hier, la veille de son entrée, il est pris de convulsions, et le médecin qui est appelé pour le voir prescrit un purgatif; les convulsions persistent.

Le malade est amené le 5 janvier à l'hôpital Ste-Eugénie, et nous trouvons, dit M. Vallin, un enfant pâle, amaigri, et dans un profond coma. Il existe vers la partie terminale de la région dorsale de la colonne vertébrale une gibbosité considérable. Le bras gauche est fortement contracturé, et le pouce fléchi dans la paume de la main, disparaît sous les autres doigts qui le recouvrent. La sensibilité de ce membre est un peu obtuse. La motilité et la sensibilité des membres inférieurs sont conservées. On observe un opisthotonos des plus prononcés. L'enfant mâchonne et ne présente pas de signes de trismus. Les pupilles sont dilatées, les yeux portés en divers sens, et maintenus par instants dans un strabisme interne.

M. Vallin pratique l'examen ophthalmoscopique et il reconnaît un œdème péripapillaire, qui masque en certains endroits les vaisseaux rétiniens surtout turgescents et variqueux à droite. La papille est légèrement injectée, mais ne paraît pas sensiblement augmentée de volume. Les bords assez irréguliers semblent se confondre avec la limite rétinienne.

La langue est humide, la déglutition facile; il n'y a pas de vomissements, mais le ventre est un peu rétracté. La respiration est lente et inégale. Sonorité normale de la poitrine. — Respiration, 32; pouls, 72; température, 37°.

6 janvier. Visage injecté; pupille dilatée, celle de droite plus que celle de gauche. Tremblement spontané provoqué par le moindre attouchement. Contracture dans les membres supérieurs et inférieurs. Hyperesthésie marquée du membre inférieur droit.

La raideur du cou est moins violente qu'hier soir. Le ventre dans la région sous-ombilicale est rétracté, et au-dessus à l'ombilic les anses intestinales se dessinent à travers les parois abdominales.

La contraction des mâchoires empêche l'enfant d'ouvrir complètement la bouche. On administre un lavement qui produit des selles fréquentes.

Battements du cœur normaux. Respiration très-pure en avant. Légère obscurité du son à gauche et en arrière.

Examen ophthalmoscopique. — Papille toujours un peu rouge. Infiltration périphérique peut-être un peu moindre. Vaisseaux rétiniens très-nets et sans dilatation variqueuse à gauche. Pouls, 120 ; température, 38° 2.

Traitement : 1 gr. d'iodure de potassium ; 4 sangsues derrière les oreilles successivement ; lavement purgatif.

Soir. — Etat comateux persistant ; raideur et contracture plus marquées au membre supérieur gauche qu'aux autres. Sensibilité toujours obtuse du membre supérieur et inférieur du côté gauche. Pouls, 160 ; température, 38° 2.

7 Janvier.—La saignée locale que l'on a prescrite a produit chez l'enfant une pâleur notable. L'enfant voit mieux et se tourne pour regarder les objets qu'on lui montre. La sensibilité est la même partout, contrairement à ce qui avait été observé hier. Trismus moins considérable. Respiration très-ample. Température, 38°2.

Traitement : 1 gr.50 d'iodure de potassium.

7 janvier, au soir. — Même état ; l'enfant reconnaît sa mère. Langue blanche. Pas de vomissements. Ventre météorisé. Pouls, 130 ; température, 38°1 ; inspiration, 28 à 32 par minute.

Le 8. — Depuis deux heures du matin l'enfant est à la période asphyxique de l'agonie. L'auscultation fait découvrir des râles trachéaux très-abondants. La peau est livide, et tout signe intellectuel a disparu. Pouls, 160.

Mort le 8 janvier à onze heures du matin. Autopsie pratiquée le 9 janvier. — Os du crâne et dure-mère intacts. Epanchement à la base du crâne de sérosité trouble, dont la quantité peut être évaluée à 100 grammes environ. L'arachnoïde et la pie-mère ne présentent rien de particulier au niveau de la convexité des hémisphères ; mais à la base, on remarque des fausses membranes abondantes autour du chiasma des nerfs optiques et de la tige pituitaire. Dans la scissure sylvienne gauche, produits plastiques jaunâtres renfermant des granulations, visibles seulement à la loupe. Suivant le trajet des parties latérales et médianes de la grande fente cérébrale de Bichat, exsudats donnant aux méninges l'aspect opalescent caractéristique. Epanchement considérable de liquide dans les ventricules latéraux. Ramollissement de la face interne des corps striés du côté droit. Vers le centre de l'hémisphère droit on rencontre dans la substance blanche une granulation blanche du volume d'un grain de millet. Adhérence de chaque hémisphère cérébelleux aux parois des fosses cérébelleuses dans l'étendue de quelques centimètres, et correspondant à des tubercules jaunes, situés dans la substance grise de l'organe. L'épaisseur de la substance grise de chaque lobe cérébelleux contient également deux tubercules jaunes, dont l'un correspond à la face supérieure du lobe gauche, et l'autre à l'échancrure postérieure de la grande circonférence cérébelleuse. Carie vertébrale de la onzième vertèbre dorsale. Ganglions bronchiques à l'état d'infiltration tuberculeuse jaune. Un seul tubercule dans le poumon gauche. Ramollissement et perforation de l'œsophage communiquant avec la plèvre droite. Ramollissement de l'estomac et tuberculisation des ganglions mésentériques.

OBSERVATION IV

Recueillie à l'hôpital Sainte-Eugénie, dans le service de M. Bergeron.

Macherez (Edmond), âgé de 5 ans, né à Paris, est atteint de rougeole, le 15 février 1869. Etant entré à l'hôpital des Enfants le 16, il en est parti guéri le 21 du même mois. Puis, dans le courant de mars, il a été pris de coqueluche avec quinte de toux extrêmement fréquente; mais vers la fin d'avril, l'enfant a commencé à tousser beaucoup moins, et hier, il s'est plaint de maux de tête et de douleurs dans la région des reins. Avant-hier, pour la première fois, il a eu des vomissements, un le matin et un le soir. Pas de diarrhée. Cet état a déterminé ses parents à le ramener à l'hôpital, aujourd'hui, 21 mai.

22 mai 1869. — Pouls, 120. La langue est couverte d'un enduit blanchâtre. Pas de nausées ni de vomissements. Ventre souple et indolent. La résonnance de la poitrine est bonne partout; il y a cependant quelques râles sous-crépitants à la base du côté gauche. On ne constate sur la peau du visage que deux petites papules rosées.

Le 23. — Pouls, 100. La peau est à peine chaude, mais la langue est saburrale. On remarque tout au plus un peu d'injection du pourtour de l'isthme du gosier, sans tuméfaction notable. Ventre plat et très-souple.

Le 24. — Pouls, 108. L'enfant est prostré. Vomissements. Constipation. Céphalalgie susorbitaire. Ventre douloureux au niveau de l'hypochondre droit. Absence de gargouillement.

Le 25. — Pouls, 100, irrégulier. Langue humide. A l'auscultation, on perçoit quelques râles sous-crépitants fins vers la base gauche et dans les efforts de toux.

Le 26. — Pouls, 120. Même état de somnolence toute la journée et vomissements alimentaires dans la soirée. Pouls irrégulier, sans intermittence. Langue rosée et humide à la pointe. Pression douloureuse du ventre. Râles humides du côté gauche. Signes négatifs dans la partie antérieure de la poitrine.

On administre 0,40 de digitale.

Le 27. — Pouls, 96, avec de grandes irrégularités. Somnolence. Le matin, il ferme obstinément les yeux. Le ventre est plus plat et tend moins à se rétracter sous les hypochondres. Tache méningitique très-accusée. Hier, l'enfant est allé fréquemment à la selle, et pour ce motif on a suspendu la digitale. On trouve au sommet droit moins d'élasticité qu'à gauche, et parfois un peu d'expiration prolongée.

Soir. — L'enfant est dans le coma. Les paupières sont closes, le visage pâle. A la face interne des cuisses existent des marbrures érythémateuses. Les pupilles paraissent dilatées, mais on n'observe pas de strabisme.

Le 28. — Pouls, 1[illegible]2; température, 39°. Etat semi-comateux avec hémiplégie droite incomplète. Sensibilité paresseuse, mais égale des deux côtés. L'enfant conserve encore son intelligence et la liberté de ses mouvements. Pupilles très-dilatées. Plusieurs selles liquides.

Le 29. — Pouls, 116, régulier, avec chaleur cutanée. Cris hydrencéphaliques survenant au milieu d'un état voisin du coma. Hémiplégie faciale incomplète persistante. Dilatation inégale des deux pupilles. Diarrhée et ventre plus rétracté.

Le 30. — Pouls, 108, assez régulier comme rhythme, mais ne donnant pas au doigt la même impulsion. Etat comateux accompagné d'une résolution complète. Ventre plat non rétracté. Parois abdominales très-souples, couvertes de sudamina.

A l'ophthalmoscope on constate une vascularisation avec boursouflement de la papille, qui paraît un peu voilée, surtout sur ses bords, par des exsudats. Rien de remarquable du côté des vaisseaux centraux.

Le 31. — Résolution complète des quatre membres. Coma non interrompu. Sudamina sur le ventre et diarrhée exclusivement abondante et liquide. Déglutition impossible

Soir. — Pouls, 110; température, 39° 4; respiration, 36. La face est pâle, les narines sont pulvérulentes. Absence de cris et de délire. Selles diarrhéiques et miction involontaire.

1er juin, soir. — Pouls, 160; température, 39°; respiration, 52. L'enfant a la bouche ouverte, les paupières closes, le visage pâle, et se trouve plongé dans le coma et la résolution la plus profonde. La sensibilité est très-émoussée.

Le 2.—Pouls, 148. Coma absolu. Yeux ouverts et pupilles énormément dilatées.

Soir. — Pouls, 160; respiration, 68; température, 40° 2.

Le 3. — Mort.

CHAPITRE III

ÉTIOLOGIE

L'étude des rapports qui unissent la papille et les différentes parties du cerveau nous permettra de comprendre comment des lésions athéromateuses ou simplement congestives de la bandelette et du chiasma peuvent se propager jusqu'à la papille et y déterminer des symptômes hypérémiques ou atrophiques.

Des physiologistes éminents, tels que Longet, Flourens, Gratiolet et Claude Bernard, ont montré expérimentalement les relations qui existent entre la moelle, le cervelet, la protubérance annulaire et les tubercules quadrijumeaux, et de fait la clinique nous affirme chaque jour que des affections de ces mêmes organes sont susceptibles de réagir sur le sens de la vue. Or il est probable que la cécité, ainsi que l'a établi M. le professeur Vulpian sur des chiens ou des lapins, est due à l'altération ou la destruction des tubercules quadrijumeaux. Ne s'explique-t-on pas pour le même motif que la section ou l'inflammation du chiasma et des bandelettes soit suivie des signes d'une atrophie de la papille ou d'une névrite franche et bien caractérisée ?

L'histoire étiologique de la névrite optique se résume à déterminer, 1° quel est le mécanisme qui préside à son développement, 2° quelles sont, dans ces conditions, les processus morbides susceptibles de lui donner naissance, et dans quelles proportions, et 3° quelles sont les lésions qui se rapportent plutôt à telle ou telle forme de la maladie. Ainsi les tumeurs donnent lieu de préférence à des névrites et les méningites à des périnévrites.

M. de Graefe explique d'une part, le mécanisme de la production de la névrite optique par le fait de l'augmentation de la pression intra-crânienne qui fait que le retour du sang veineux du fond de l'œil est difficile, par suite de l'étranglement exercé sur le nerf et les vaisseaux au niveau de l'anneau sclérotical, et de l'autre par la propagation d'une phlegmasie aiguë ou chronique de l'encéphale le long du trajet du nerf.

Mais, selon nous, la première hypothèse qui explique l'altération par une stase sanguine survenue dans la veine ophthalmique ou même le sinus caverneux sous l'influence d'une augmentation de pression n'est rien moins que sujette à discussion. M. Graefe (1) le sent bien, aussi cherche-t-il à

(1) Clinique ophthalmologique par de Graefe, traduite par Meyer (1866).

rattacher les phénomènes inflammatoires d'une façon indirecte à l'hyperémie mécanique ; car, dit-il, « un organe atteint d'hyperémie mécanique offre « moins de résistance aux irritations ordinaires, mais « encore l'augmentation de volume et les extravasa- « tions sanguines peuvent devenir des causes locales « d'irritation.

« Ici le nerf est étranglé dans l'anneau sclérotical « peu élastique, et cela peut devenir une cause « d'irritation et d'autre part, les rapports réciproques « de l'irritation, et des hémorrhagies ont leurs ana- « logues dans des processus morbides bien connus « du cerveau. Or il peut s'y produire de petites hé- « morrhagies non appréciables à l'ophthalmoscope. »

S'il en était ainsi, n'aurait-on pas des névrites optiques dans les cas d'hydrocéphalie, de congestion cérébrale et de périencéphalite, tandis que l'atrophie en est souvent la règle ? Un fait cité par M. Galezowski dans les *Archives générales de médecine* (1) paraît démontrer tout au contraire que cette augmentation de pression que l'on invoque ne s'est pas produite dans un cas où se trouvaient réunies toutes les conditions indispensables à sa production. Il s'agit d'un jeune garçon de 14 ans, entré en mars 1867 dans le service de M. le professeur Gosselin à la Pitié. A la suite d'une chute qu'il fit dans un grenier, sa vue s'affaiblit et finit par se perdre au bout de quelques semaines. En

(1) Janvier 1869.

même temps il fut pris de crises épileptiformes, de vomissements et de douleur de tête dans la région occipitale. L'examen ophthalmoscopique révéla une névrite double. Bref, l'enfant mourut le 27 mai 1868, et l'autopsie pratiquée en présence de M. Richet, qui avait remplacé M. Gosselin dans sa chaire de clinique de l'hôpital de la Pitié, découvrit une tumeur de la grosseur d'un œuf de poule, occupant la fosse cérebelleuse droite, en arrière du rocher. Les bandelettes optiques, le chiasma et les nerfs optiques étaient considérablement hypertrophiés, et du tissu conjonctif interstitiel avait étouffé et fait disparaître les éléments nerveux. Les glandes de Pacchioni, beaucoup plus volumineuses qu'à l'état normal, paraissaient avoir participé à la dégénération. Les os du crâne, amincis, étaient perforés par place par de petites tumeurs de la dure-mère. La suture fronto-pariétale présentait l'absence complète de soudure et il existait une fontanelle de 4 à 5 centimètres de longueur. Enfin le tubercule quadrijumeau le plus voisin de la tumeur avait un aspect un peu plus jaunâtre que les autres. Or, dans cette observation l'existence d'une névrite optique n'était pas constestable ; mais était-elle due à une hyperemie mécanique, comme l'indique Graefe, c'est ce que nous ne sommes pas disposé à admettre, car s'il y avait eu augmentation de la pression intra-crânienne, il aurait été facile aux os de s'écarter, à cause de l'absence de soudure. Nous aimons mieux par conséquent, avec M. Galezowski, relier l'altération phlegmasique de la papille à un processus inflammatoire, qui des limites de la tumeur aurait gagné les tubercules quadrijumeaux, de là les corps genouillés, les bandelettes optiques, le chiasma, etc.

Il va sans dire que si nous rejetons la névrite optique par obstacle mécanique, pour des tumeurs nombreuses, ou seulement de grand volume, nous serons *à fortiori* plus enclin à la repousser pour des néoplasmes de petite dimension, car il nous semble naturel qu'il se passe dans ce cas le même phénomène que dans l'hyperémie cérébrale, où le contenu sanguin des vaisseaux et la quantité de liquide cérébro-spinal sont en raison inverse l'un de l'autre.

S'ensuit-il que la névrite par étranglement, comme l'appelle Græfe, doive être proscrite absolument du cadre étiologique ? nous ne le pensons pas, vu qu'il paraît admissible qu'à défaut d'exagération de pression intra-crânienne, un produit pathologique quelconque se développe en contiguïté du sinus caverneux ou de la veine ophthalmique qu'il comprime, et qu'il devienne alors difficile de faire la part de la gêne circulatoire ou de l'inflammation dépendant de la présence du corps étranger.

Quant à la seconde hypothèse qui rattache les altérations de la papille à une inflammation s'étant propagée de la substance encéphalique le long des cordons du nerf optique, elle doit être généralement acceptée. En effet, des faits abondent qui prouvent que l'irritation peut venir de plus ou moins loin; toutefois elle atteindra d'autant plus sûrement et d'autant plus rapidement son but que le point de départ sera plus proche des tubercules quadrijumeaux, des corps genouillés, etc. M. le Dr Macabiau dans sa thèse sur les tumeurs du cervelet, note un bon nombre d'exemples où la perte de la vue s'est opérée, mais presque toujours elles avaient pour siége les pédoncules cérébelleux supérieurs, ou la partie supérieure du plancher du quatrième ventricule.

D'après M. Bouchut, les maladies du système nerveux dans lesquelles s'observent la névrite optique et la névro-rétinite sont : la phlébite des sinus, la méningite aiguë et chronique, l'encéphalite chronique, l'hémorrhagie cérébrale, les tumeurs du cerveau, la contusion et la compression cérébrales, l'hydrocéphalie chronique, les abcès du cerveau, la myélite aiguë, l'ataxie locomotrice, la contracture dite essentielle et certains cas d'épilepsie, de paralysie ou de névrose liés à une lésion organique de la substance nerveuse (1).

M. Galezowski (2) affirme, lui, qu'il ne connaît que trois sortes de maladies cérébrales qui donnent lieu à la névrite : les méningites basilaires, les tumeurs cérébrales et les abcès du cerveau. «La sclérose en plaques, dit-il, le ramollissement par

(1) Union médicale, 27 juin 1868, compte rendu de la séance de l'académie des sciences.

(2) Archives générales de médecine, 1868 décembre.

embolie, l'ataxie locomotrice ne donnent lieu qu'à l'atrophie progresssive du nerf optique ; de même l'apoplexie qui en outre produit quelquefois des congestions, des hémorrhagies, mais jamais la névrite proprement dite. »

La congestion cérébrale qui se déclare sous l'influence d'une cause nerveuse, d'une frayeur, de la suppression des menstrues, et qui s'accompagne de cécité, ne se traduirait le plus souvent, suivant le même auteur, par aucun signe à l'ophthalmoscope. Il n'y aurait que les congestions cérébrales chroniques qui auraient le privilége d'amener quelque modification du côté de la papille.

Rien n'est plus rare qu'un trouble manifeste de la vision dans l'hémorrhagie cérébrale ordinaire. Cette circonstance tiendrait à ce qu'elle aurait le plus souvent pour siége les corps striés, les couches optiques ou l'épaisseur d'une circonvolution cérébrale ou cérébelleuse. Il nous semble qu'on pouvait aussi donner pour motif la nature même de la lésion qui se substitue pour ainsi dire à des tissus dégénérés et n'est point, par conséquent, une cause de pression intra-crânienne, si tant est qu'on lui fasse jouer ce rôle mécanique. De plus, Rochoux et Andral ont fait voir que c'était la substance grise du cerveau, la plus vasculaire de toutes, qui est la plus exposée aux apoplexies. Or, une grande partie du système nerveux optique est constituée par la substance blanche médullaire. Sur 26 observations de M. Calmeil, le Dr Galezowski n'a trouvé qu'une fois l'amaurose et une autre fois l'affaiblissement de la vue, et Andral sur 17 cas d'hémorrhagie cérébrale dont 6 appartenaient au cervelet, n'a vu dans aucun des troubles du côté de la vision. Que faut-il penser alors de ces cas de névrite optique relatés par M. Bouchut? qu'il existait probablement autour de l'épanchement sanguin un foyer d'encéphalite plus ou moins étendu, ayant gagné une portion quelconque de l'appareil optique jusqu'à la papille; car si l'encéphalite reste bornée aux bandelettes optiques ou aux corps genouillés, les symptômes fonctionnels pourront être en puissance quand les signes ophthalmoscopiques seront à l'état tout à fait latent.

La périencéphalite chronique, dans les exemples rares où la cécité se montre, ne donnerait naissance qu'à une atrophie progressive; ce serait du moins là le résultat des recherches faites par M. Galezowski dans le service de M. le professeur Vulpian et dans ceux de MM. Moreau et Baillarger.

Nous avons déjà dit que dans l'hydrocéphalie, l'atrophie était la règle, et nous pourrions ajouter un exemple de plus à ceux déjà nombreux fournis par les médecins qui s'occupent de cérébroscopie. Il s'agit d'un enfant âgé de 11 ans, dont M. Vallin a recueilli l'histoire à l'hôpital Sainte-Eugénie. Cet enfant s'est toujours bien porté jusqu'à l'âge de 10 ans, mais il fut pris alors subitement de convulsions de douleurs de tête et de vomissements. La maladie parut passer à l'état chronique en même temps que la tête se développa d'une façon considérable, et quatre à cinq mois après la vue commençait à s'affaiblir progressivement.

L'examen des papilles révéla une atrophie non douteuse double. L'enfant est devenu ensuite complétement aveugle.

M. Bouchut (1) admet que non-seulement il se produit des lésions intra-oculaires dans les cas de méningite où la phlegmasie occupe la base du cerveau et entoure de ses exsudats le chiasma des nerfs optiques, mais encore dans la méningite de la convexité, car dans l'une comme dans l'autre forme il se déclare une hydrocéphalie ventriculaire aiguë et la thrombose des sinus de la dure-mère à un degré tel qu'il en résulte un obstacle à la circulation veineuse intra-crânienne et oculaire. Nous avons déjà formulé notre opinion sur la valeur du mécanisme de la névrite ; aussi si nous n'avons pas la prétention de mettre en suspicion les faits observés par M. Bouchut, du moins croyons-nous qu'il convienne d'être réservé sur la question pathogénique de la méningite du sommet.

M. de Graefe et Galezowski paraissent n'établir des rapports de la papille qu'avec la méningite basilaire, et ils se fondent sur ce que le chiasma et une partie des bandelettes optiques ne sont séparés des os du crâne, sur une même étendue, que par les membranes cérébrales. Cette disposition expose-

(1) Bouchut. — Du diagnostic de la méningite avec l'ophthalmoscope. Paris 1860.

rait les nerfs optiques à subir certaines modifications dans les inflammations des méninges. Pour eux aussi, la névrite optique affecterait rarement les adultes à la suite de méningites, attendu que dans la majorité des cas, ce sont les membranes qui revêtent la convexité des hémisphères ou une portion circonscrite de lobe cérébral, qui deviennent le siége de la phlegmasie.

Trousseau(1), dans sa Clinique de l'Hôtel-Dieu, a rapporté des faits de méningite basilaire, dans le cours des fièvres typhoïdes, qui s'accompagneraient d'affaiblissement ou de perte de la vue.

Si l'on voit si souvent la méningite tuberculeuse ou granulée coïncider avec des troubles de la vue, c'est qu'elle se développe à la base du cerveau dans la région des bandelettes du chiasma et des nerfs optiques. Mais il n'y a pas une relation forcée de cause à effet entre ces deux espèces d'altérations. Dans les cas les plus nombreux où elle existe, c'est le plus fréquemment à une périnévrite qu'on aura affaire, car l'irritation se propage du siége de la phlegmasie sur la gaîne du nerf, que lui forment les méninges. Ce n'est pas que nous voulions dire que la névrite et la périnévrite ne puissent pas se trouver réunies, puisque l'existence de méningo-encéphalite est chose depuis longtemps acquise à la science.

Les tumeurs cérébrales donnent lieu, dans un

(1) Clinique médicalede l'Hôtel-Dieu. 3e édit. Paris, 1861, t. I.

certain nombre de cas, à des troubles optiques, et et l'on peut dire que presque toutes les variétés ont été observées dans le cerveau et la boîte crânienne. Les tumeurs fongueuses et les exostoses syphilitiques, les mélanomes, les tubercules des méninges, les tumeurs fibro-plastiques et cancéreuses, les kystes et les abcès qui, selon nous, peuvent également comprimer les nerfs optiques et amener la cécité. « Le siége de ces tumeurs, dit M. Galezowski (1), n'est pas indifférent pour ce qui est de la fréquence plus ou moins grande de la névrite optique concomitante. Ainsi, si l'on voit presque toujours cette affection se montrer à la suite de tumeurs résidant au niveau des bandelettes et du chiasma, voir même dans le voisinage des tubercules quadrijumeaux, le plus souvent on n'observe rien quand leur lieu d'élection se trouve dans les hémisphères, le pont de varole et le cervelet et dans les cas restreints où l'on a pu constater le développement de l'affection on ne peut guère invoquer comme explication que la tendance de l'inflammation à se propager par voisinage ou mieux continuité des fibres nerveuses.»

M. Galezowski est parvenu à recueillir 30 cas de névrite optique avec autopsie, 22 appartiennent à divers auteurs et 8 lui sont personnels. Il donne une idée dans le tableau suivant de la fréquence de

(1) Archives générales de médecine, janvier 1869.

cette maladie suivant le siége qu'occupe la tumeur :

Hémisphère antérieur du cerveau.	12
Glande pituitaire et chiasma. . .	1
Cervelet	4
Pédoncule cérébelleux	5
Quatrième ventricule..	1
Couches optiques	2

On ne possède aucun moyen de diagnostiquer pendant la vie la nature de la tumeur, mais l'étude des symptômes fonctionnels aidée de l'examen ophthalmoscopique permettra de préciser le point exact où siége le mal dans le cerveau ou la base du crâne.

Les tumeurs de l'excavation ethmoïdo-frontale se portent jusqu'à la selle turcique et le chiasma des nerfs optiques, en y déterminant le plus souvent, comme l'ont observé Graefe et Cruveilher, l'amblyopie ou l'amaurose.

M. Rayer(1) a publié cinq observations de néoplasies cancéreuses ou hypertrophiques du corps et de la tige pituitaire qui amenèrent des désordres du côté de la vue. Il nota, au point de vue des autres symptômes fonctionnels, de la douleur ou de la pesanteur à la partie antérieure de la tête, de l'apathie, de la diminution de la mémoire, de l'assoupissement avec cécité plus ou moins complète, le plus souvent des deux yeux.

(1) Archives générales de médecine, 1823, t. III, p. 350.

Les tumeurs de l'apophyse basilaire et du rocher peuvent en se développant comprimer les organes voisins et notamment les pédoncules cérébraux, ainsi que les bandelettes optiques et occasionner la névrite suivie plus tard d'une atrophie de la papille. Nous pourrions citer comme exemple le fait signalé dans notre première observation.

L'altération des couches optiques n'est susceptible de produire l'amaurose que quand elle se fait au niveau des cornets postérieurs à cause de leurs rapports avec les corps genouillés et les racines des bandelettes optiques. Cependant Calmeil, Andral et Lallemand ont vu la disparition complète de ces couches optiques se faire sans trouble notable du côté de la vision.

A priori il semble impossible que les pédoncules cérébraux, dans la désorganisation qu'il subissent, puissent produire des désordres optiques, mais les relations anatomiques de ces organes avec les bandelettes donnent facilement l'explication du phénomène.

MM. Gubler, Barth, Friedrich, Calmeil ont noté dans quelques cas, en même temps que des lésions de la protubérance annulaire l'affaiblissement manifeste de la vue. Or on sait que la surface supérieure de la protubérance est située au-dessous de la valvule de Vieussens et des pédoncules cérébelleux qui communiquent avec les tubercules quadrijumeaux, et on s'explique que l'inflammation ait pu cheminer jusqu'aux parties voisines, et en particulier jusqu'aux centres optiques. On a signalé comme symptômes caractérisant les amauroses dues aux affections du pont de Varole : la sensibilité abolie d'un ou des deux côtés du corps, l'hémiplégie croisée des membres et directe de la face (Gubler), l'embarras dans la parole et dans les idées, quelquefois l'abolition, souvent la paralysie de la sixième paire, finalement la perte progressive de la vue d'un des deux yeux, avec atrophie de la papille.

Une partie très-intéressante de l'histoire des amauroses est celle qui se rapporte aux altérations du cervelet : M. Luys (1) et Magendie avant lui, ont soutenu que la vue ne se perdait pas, quand l'affection du cervelet guérissait rapidement, mais il n'en est plus assurément de même quand elle a de la tendance à s'éterniser ; car, comme le fait remarquer Bouillaud : « Il n'est pas rare que les tubercules soient lésés en même temps que le cervelet, ou que l'irritation de celui-ci se communique à eux. » Il peut se faire aussi que dans les premiers temps l'ophthalmoscope donne des résultats négatifs, mais avant quatre semaines des signes de névrite ou tout au moins d'atrophie seront devenus évidents.

M. Macabiau (2) distingue :

1° Les tumeurs infiltrées ou mélaniques du cervelet ;

(1) Luys, *Recherches sur le système nerveux cérébro-spinal*. Paris, 1865.
(2) *Loc. cit*, p. 31.

2° Les tumeurs solides homœomorphes (gliomes, tumeurs fibro-plastiques, tumeurs érectiles), et hétéromorphes (tubercules, cancers);

3° Des tumeurs liquides (abcès, kystes séreux ou à entozoaires);

Mais de toutes, celle qui se rencontre le plus fréquement c'est le tubercule.

Quant aux gommes syphilitiques, elles prennent presque toujours naissance dans les enveloppes ou les parties osseuses. M. Lancereaux cite pourtant bien deux faits se rapportant à des produits analogues dans le cervelet.

On a prétendu, et nous sommes de cet avis, que la vue avait d'autant plus de chance de se perdre, que la néoplasie occupait un endroit plus voisin des tubercules quadrijumeaux, comme par exemple le plancher supérieur du quatrième ventricule et les pédoncules supérieurs; mais on comprend qu'il ne puisse y avoir rien d'absolu à cet égard, car cela dépend aussi beaucoup de l'accroissement qu'elle est capable de prendre.

Notre but n'est pas de décrire ici les symptômes qui joints aux signes ophthalmoscopiques peuvent faire reconnaître une tumeur cérébelleuse; aussi nous contenterons-nous de dire qu'au phénomène progressif de la perte de la vue se joint une sorte d'ivresse, de trouble dans l'association des mouvements qui est la caractéristique de cette forme d'affection.

Là doit se borner pour nous l'étude étiologique

de la névrite, car nous ne nous imaginons pas qu'il soit de notre domaine de discuter quelles sont les maladies générales dans lesquelles elle a pu se rencontrer.

Nous ne parlerons pas davantage de ce genre de névrite qui est la conséquence de tumeurs intra-orbitaires, comme on en a cité un exemple encore cette année dans le numéro du 10 mars de l'*Union médicale*.

CHAPITRE IV.

SYMPTOMATOLOGIE.

§ 1. *Signes ophthalmoscopiques.*

1° *Névrite.* — L'inflammation du nerf optique ne sera véritablement révélée que par l'ophthalmoscope et tous les autres signes fonctionnels subjectifs ou objectifs ne feront que compléter et affermir le diagnostic.

A l'état normal, l'extrémité oculaire du nerf qui constitue la papille est de niveau avec la surface de la rétine ; il n'y a tout au plus qu'une légère dépression dans le point où émergent l'artère et la veine centrales ; mais il en arrive tout autrement à l'état pathologique. La papille se boursoufle, acquiert un volume plus grand et revêt l'aspect d'un vrai champignon à sommet plus saillant se rapprochant du corps vitré. Cette circonstance permet de la voir à l'éclairage du réflecteur, comme dans l'hypermétropie.

Par l'effet de l'hyperémie capillaire, la papille qui avait seulement une teinte rosée, prend une couleur rouge carmin très-accentuée et cette teinte se prolonge jusqu'à la limite du disque papillaire. Cette délimitation est due, comme nous l'avons dit dans la partie anatomique, à des vaisseaux propres, dits vaisseaux cérébraux de la papille qui n'ont rien de commun avec le système circulatoire de la rétine.

La coloration est, quelquefois, d'un rouge si intense, qu'on serait porté à croire qu'il existe des suffusions apoplectiques, mais avec un grossissement suffisant, il est facile de se convaincre qu'on n'a affaire qu'à un lacis de fins capillaires.

D'autres symptômes sont l'œdème et l'exsudat qui accompagnent les troubles circulatoires, dus à la phlogose du nerf. Alors un nuage sombre paraît masquer la papille, qui apparaît d'un gris rougeâtre. Ses contours moins nets et plus irréguliers semblent se confondre par places avec la limite rétinienne. D'après le Dr Bousseau, il ne serait pas rare de voir l'infiltration se propager le long des vaisseaux centraux, sous forme de traînées blanchâtres, mais pourtant d'une manière très-peu accentuée, ce qui établit une différence capitale entre la névrite et la périnévrite.

Il se produit un étranglement consécutif à l'inflammation au niveau du trou sclérotical; les vaisseaux centraux d'abord de calibre normal et visibles à leur point d'émergence, disparaissent sous l'exsudation pour reparaître un peu plus loin; une oliguémie artérielle s'ensuit, le sang éprouve de la difficulté à franchir la lumière du vaisseau, d'où il résulte que l'artère centrale et ses divisions prennent l'aspect filiforme, tandis que les veines sont variqueuses et décrivent des sinuosités sous l'influence de la même cause. Les varicosités sont surtout appréciables au point d'entrecroisement des veines et des artères. Le reste de la rétine, la choroïde et le corps vitré ne participent point à l'altération. On ne voit pas en général d'épanchement sanguin et de taches exsudatives sur la rétine, les quelques cas où cela a été remarqué, se rapportaient à des périnévrites.

L'affection syphilitique imprime chez bon nombre de sujets, des modifications du côté du corps vitré et de la choroïde. Rien de semblable ne s'est présenté nonobstant, chez le militaire qui fait l'objet de notre seconde observation.

Les deux yeux sont toujours atteints simultanément, ou l'un après l'autre. En général la lésion acquiert en peu de temps son maximum d'intensité.

2° *Périnévrite.* — La lésion ici n'est point limitée à la papille, mais elle gagne une plus ou moins grande étendue de la rétine. Ayant pour origine les enveloppes des fibres nerveuses, elle s'accompagne d'une hyperplasie du tissu conjonctif interstitiel qui étouffe les éléments nerveux et entrave eur nutrition.

L'artère et la veine centrales sont comprimées au niveau de la lame criblée et il en résulte une stase sanguine avec exsudation péripapillaire abon dante jusque dans une étendue notable de la rétine. L'hyperémie ne se produisant pas dans les vaisseaux cérébraux de la papille, celle-ci conserve sa coloration rosée habituelle, à l'endroit qui n'est pas couvert par l'infiltration.

Jamais elle n'est augmentée sensiblement de volume. D'après Bousseau (1) « on observerait de « tous côtés de fines rayures bleuâtres ou gris « jaunâtres, produites par le tissu conjonctif et les « fibres nerveuses sclérosées. Dans leur intervalle « apparaîtraient sous forme de stries ou de points « rouges les capillaires cérébraux qui s'atrophient « et quelques autres de formation nouvelle. »

A mesure qu'on se rapproche de la périphérie de la papille, la transsudation séreuse devient de plus en plus abondante et il y a une confusion extrême de tous les objets qu'elle voile. Dans cette forme l'on voit communément des traînées blanchâtres cheminer le long des vaisseaux et des ecchymoses ou de véritables apoplexies se faire à la limite de l'exsudat.

§ II. — *Troubles fonctionnels.*

1° *Névrite.* — Ce qui frappe le plus tout d'abord c'est l'affaiblissement de la vue ; les malades se

(1) *Loc cit.*

plaignent de voir tout à travers un brouillard, et si le mal continue ses progrès ils arrivent à ne plus pouvoir se conduire. Mais souvent l'amblyopie n'est pas uniforme et toujours en rapport avec les symptômes ophthalmoscopiques. La moitié du champ visuel seulement peut être prise et alors on aura des hémiopies homonymes ou croisées ; mais la plupart du temps ce n'est là qu'un phénomène passager. Ce symptôme pourrait servir à préciser le siége de l'affection cérébrale, si le malade n'était pas souvent incapable de donner une réponse concluante. On voit en outre se développer de la photopsie et de la chrupsie, c'est-à-dire que les malades accusent des éclats de lumière, des étincelles, des fusées et voire même des feux d'artifice. M. Galezowski dit « avoir constaté deux fois l'apparition d'arc-en-ciel que les malades percevaient les yeux fermés ou ouverts et non autour d'une flamme, ce qui est un signe particulier du glaucome (1). »

La photophobie d'après ce dernier auteur serait une chose exceptionnelle, car il ne l'a trouvée qu'une fois, tandis que Bousseau prétend que la lumière les éblouit et les engage à chercher l'ombre. Nous croyons qu'entre ces deux opinions disparates, il faut faire la part du degré plus ou moins avancé de la maladie auquel ils ont assisté.

Fait rare : la nyctalopie se serait présentée chez

(1) *Loc. cit*, p. 74.

trois malades et l'on sait qu'elle forme plus habituellement le cortége des troubles qui accompagnent l'atrophie progressive.

Les yeux sont grandement ouverts et généralement les pupilles fortement dilatées, immobiles de façon à simuler une sorte d'anneau à la périphérie de la cornée. Cette dilatation et cette immobilité ne sont pas cependant des phénomènes constants, car on a vu le contraire et nous-même l'avons observé chez la malade de M. Guéneau de Mussy.

Indépendamment de cette cécité progressive qui arrive chez quelques sujets à son apogée dans les 24 ou 48 heures, on a remarqué des paralysies de la sixième, de la troisième et même de la quatrième paire; il en résulte de la diplopie qui ajoute un élément de plus à la fatigue de la vision.

Est-il besoin d'ajouter qu'on a sous les yeux les signes spéciaux des affections cérébrales, dont la névrite n'est qu'une dépendance; ces signes peuvent même constituer les prodromes de la maladie. Ainsi on observe de la céphalalgie générale ou partielle c'est-à-dire bornée au front, aux tempes, au sinciput ou à l'occiput, des vertiges, des étourdissements se terminant quelquefois par des pertes de connaissance, des éblouissements et des bourdonnements d'oreilles. Le vomissement serait un symptôme des plus constants surtout dans la période prodromique, d'après M. Galesowski, qui dit ne l'avoir vu manquer que 9 fois sur cinquante. Nous sommes à même d'ajouter une exception à cette règle géné rale, comme on pourra s'en convaincre à la lecture de notre première observation. La paralysie est bien souvent précédée de phénomènes de contracture dans l'un ou l'autre côté du corps; on pourra les voir même limités aux muscles de la face ainsi qu'il nous a été donné de l'observer. Les facultés intellectuelles s'altèrent les dernières et la mort arrive fréquemment sous l'influence de la maladie cérébrale de laquelle dépend la lésion du nerf optique.

2° *Périnévrite.* — Les signes fonctionnels de la périnévrite sont les mêmes que ceux de la névrite ; ils mettent cependant un peu plus de lenteur à s'établir et sont plus tenaces et plus intenses dans leur manifestation. Bousseau a noté un degré plus élevé du côté des douleurs de tête et des symptômes chromopsiques. Les pupilles sont moins larges, en général que dans la névrite simple, et Galezowski cite un cas de M. le professeur Lasègue dans lequel on était obligé d'instiller des gouttes d'atropine dans le but de les dilater. La vision est souvent moins compromise ; ce qui se comprend, puisque les tubes conducteurs ne sont pas atteints.

§ III. — *Marche durée, terminaison.*

La marche de l'affection est essentiellement progressive surtout dans la forme de névrite simple. Il survient bien quelquefois des alternatives de mieux ou de pire soit dans l'affection intracrânienne soit, consécutivement dans la perception visuelle, mais c'est là un effet de peu de durée, car au fur et à mesure que l'inflammation perd du terrain, elle est remplacée par l'affaissement du nerf avec dégénérescence atrophique.

On voit alors la vascularisation de la papille diminuer petit à petit, l'exsudation se résorber, et les capillaires une fois disparus, celle-ci prendre une teinte blanc grisâtre qui dénote le premier stade de l'atrophie.

Il n'en est pourtant pas toujours de même, car sur 50 malades M. Galezowski a noté 8 fois une amélioration et 4 fois une guérison complète. « Les « résultats heureux, dit-il, dépendent des affections « aiguës, localisées du cerveau, tandis que l'espèce « funeste est ordinairement due à une tumeur ou « à une autre affection organique située dans la « boîte crânienne. »

Quand il y a atrophie la vue se perd de plus en plus; pendant longtemps, il est facile de distinguer le processus dont elle dérive. En effet, il y a des signes qui ne permettent pas la confusion entre l'atrophie d'origine inflammatoire ou névritique, comme l'appelle de Graefe, et l'atrophie progressive. Ainsi, celle-là conserve toujours un peu de cet œdème péripapillaire qui la cachait auparavant; ses contours restent irréguliers, frangés, mal limités. En même temps, les artères disparaissent par le fait d'une compression de plus en plus permanente, quelques veines seules persistent, qui sont tortueuses et dilatées. L'exsudat se résorbant graduellement, la papille apparaît comme une surface saillante parcourue par de fines rayures colorées; toutefois, elle présente un fond blanc et nacré, mais sa grandeur, au lieu d'être diminuée, est plutôt dans quelques cas augmentée.

Dans cette forme, il n'est pas extraordinaire qu'une amélioration de la vue succède à une cécité des plus accentuées et que la guérison même s'opère.

La statistique fournit un chiffre de 10 sur 30 (1).

CHAPITRE V.

ANATOMIE PATHOLOGIQUE.

Dans les circonstances relativement rares où l'autopsie a été faite, il a été facile de s'assurer que le nerf optique avait diminué de consistance d'une façon considérable et semblait donner au toucher la sensation d'une gelée; sa coloration était également changée et avait pris une teinte gris jaunâtre. Souvent il arrive que le pourtour de l'axe est réduit à une sorte de bouillie, tandis que les parties périphériques sont à peine altérées; dans d'autres cas c'est l'inverse qu'on observe. On note en même temps un certain degré de tuméfaction et d'augmentation de volume, principalement au voisinage de la sclérotique et du trou optique.

Steilwag-von-Carion dit qu'avec les progrès de

(1) Gazette des hôpitaux, 1863, n° 148.

la maladie, la gaîne externe du nerf s'épaissit par le fait de l'inflammation, tandis que le ramollissement gagne le centre et y creuse une sorte de canal.

Le même auteur prétend que la lésion n'atteint jamais les bandelettes, et M. Galezowski affirme avoir assisté à l'autopsie de deux sujets chez lesquels le ramollissement était plus fort du côté de ces organes. Bien plus, il est possible de suivre, comme l'a fait Türck, l'inflammation jusqu'aux corps genouillés et aux tubercules quadrijumeaux.

La papille, qui était considérablement tuméfiée et dépassait de plus de 1 millimètre le niveau de la choroïde, s'affaisse (Schweigger), et la rétine même, chez un malade de M. de Graefe, se trouvait épaissie, probablement à cause d'une hypertrophie du tissu cellulaire et de la couche des fibres nerveuses.

A l'examen histologique, on acquiert la conviction que la partie ramollie se compose de gouttelettes de myéline provenant de la destruction des éléments nerveux ; les fibres nerveuses sont fréquemment atrophiées dans la période que nous appelons régressive, tandis que, au début de la maladie, selon Schwaigger, elles peuvent mesurer un diamètre quatre ou six fois plus considérable qu'à l'état normal ($0^{m}012$ à $0^{m}016$). M. Cornil a trouvé un nombre considérable de corps granuleux de $0^{m}0011$ de millimètre environ, munis d'une enveloppe très-serrée et difficile à séparer, et il y avait identité parfaite entre ces corpuscules et ceux qui constituent l'exsudat observé dans le ramollissement cérébral.

Shweigger est disposé à les considérer comme le résultat de la dégénérescence de la couche des fibres nerveuses (1), et il a démontré que le tissu de la lame criblée était distendu et perdait toute apparence de structure. Stellwag a vu les fibres nerveuses subir la transformation graisseuse soit par places, soit dans tout leur trajet.

D'autre part, les vaisseaux revêtent un caractère important : il y a une sclérose de leurs parois qui se traduit par le développement exagéré de leur couche adventice, et ces désordres ont pour siége tantôt le nerf, tantôt la bandelette optique.

CHAPITRE VI.

DIAGNOSTIC.

Notre première étude diagnostique doit être consacrée à différencier la névrite optique essentielle de la neuro-rétinite ou périnévrite. Ce travail peut paraître superflu après les détails que nous avons donnés dans la symptomatologie ; aussi tâcherons-nous d'être aussi concis que possible. Inutile de rappeler qu'au point de vue des causes les caractères sont, en général, différents, et que si la méningite donne, la plupart du temps, lieu à une périnévrite, il est presque constant de voir la névrite

(1) Leçons d'ophthalmoscopie, traduction de M. Herschell, 1865, p. 133.

proprement dite être le résultat des tumeurs cérébrales. Il paraît dès lors évident que le pronostic sera plus ou moins lié au diagnostic différentiel de la maladie du cerveau ; car, s'il a été donné de voir guérir une méningite, il est, je crois, sans exemple qu'on ait pu employer une thérapeutique efficace vis-à-vis des tumeurs, à moins qu'elles ne fussent de nature spécifique.

A part les symptômes fonctionnels empruntés à l'affection dont les troubles oculaires sont la conséquence, la névrite et la périnévrite jouissent de quelques caractères qui serviront utilement à établir une distinction. Disons d'abord que la névrite sera spécialement bornée à la papille, tandis que la périnévrite s'étendra plus ou moins loin sur la rétine, qu'elle couvrira de ses exsudats. De plus, dans l'une et dans l'autre forme, la coloration sera changée : celle-ci offrira la teinte rosée et normale de portion centrale de la papille physiologique, tandis que celle-là affectera une nuance rouge sombre, qui dénote l'engorgement des capillaires ; les vaisseaux rétiniens dans l'une seront à peine dilatés, tandis que, dans l'autre, ils prendront un aspect essentiellement variqueux, masqué en partie par de l'œdème, qui recouvre presque exclusivement les bords de la papille.

La périnévrite pourrait facilement être confondue avec une neuro-rétinite albuminurique et une rétino-choroïdite syphilitique.

« La rétinite albuminurique, dit Bousseau, sur-

« vient chez des sujets affaiblis, pâles, œdématiés,
« dont les urines sont albumineuses; la névro-réti-
« nite s'accompagne, au contraire, des signes d'af-
« fections cérébrales : céphalalgie, vomissements,
« constipation, troubles de l'intelligence, de la sen-
« sibilité et du mouvement; absence d'albumine
« dans les urines.

« Les signes ophthalmoscopiques ne sont pas
« moins différents : dans la première, la papille
« n'est jamais tellement prise que ses contours ne
« soient encore reconnaissables, à moins que l'on
« ait affaire à une rétinite en plaques, et alors la
« coloration blanche éclatante la ferait aisément
« distinguer. Les hémorrhagies sont plus nom-
« breuses et sont accompagnées de taches blanches
« disséminées ou réunies, caractéristiques. »

La syphilis imprime à l'organisme des modifications si diverses et si intenses, qu'elle semble vouloir produire au fond de l'œil les désordres multiples, qu'elle se plaît à faire naître dans le reste de l'économie. Ainsi, si l'on fait abstraction des signes d'infection générale, tels que : chancre induré, iritis, accidents constitutionnels, il sera possible encore à l'aide de l'ophthalmoscope d'arriver à un diagnostic certain de la rétinite syphilitique et de la névrite simple : 1° dans celle-ci, on ne trouvera pas de flocons dans le corps vitré ni de dépôts sur la capsule; 2° la suffusion grisâtre, très-étendue dans la première, sera extrêmement limitée dans la seconde; 3° le siége des altérations dans l'une réside surtout dans la rétine, et, dans l'autre, au centre ou au pourtour du disque papillaire; 4° l'atrophie choroïdienne est la compagne habituelle de la rétinite spécifique.

Quant à la marche, la rétinite syphilitique subit des oscillations en mieux ou en pire, car elle est liée à un état général capable d'être modifié par les agents thérapeutiques ; la névrite simple, d'origine encéphalique, suit une marche fatale vers une cécité presque complète.

Il y a une névro-rétinite syphilitique descendante, c'est-à-dire de provenance intra-crânienne, qui ne diffère généralement guère de celles qui ont le même point de départ. Souvent les membranes internes de l'œil sont respectées dans ce cas, et, sauf les antécédents et la mobilité de l'affection, rien ne saurait faire préjuger la nature du mal. Nous en avons fourni un exemple à l'observation IIme de notre thèse.

CPAPITRE VII.

PRONOSTIC

Le pronostic de la névrite optique est d'abord nécessairement subordonné à la cause qui lui a donné naissance, et, en second lieu, à trois ordres de faits qui, comme le dit Graefe (1), « concourent à former notre opinion sur la nature et la gravité des amauroses : 1° l'exacte appréciation de l'état fonc-

(1) Leç. sur l'amaurose (Clinique ophthalmologique, Paris. 1866,

tionnel de l'œil; 2° l'aspect de la papille optique; 3° le mode de développement de la maladie. »

Au point de vue du trouble des fonctions, l'acuité de la vue centrale, ou, mieux encore, l'étendue du champ visuel, devra être mise en ligne de compte; mais ici elles ne donneront pas tous les résultats qu'on serait en droit d'attendre, car des symptômes alarmants peuvent coïncider souvent avec les éléments d'un pronostic favorable. Mieux vaut, dans ce cas, faire l'examen de la papille et chercher à découvrir si elle n'entre pas dans une période nouvelle, c'est-à-dire d'atrophie. Les renseignements ne seront pas plus positifs du côté du mode de développement de la maladie, car une marche rapide dans la perte de la vue s'est présentée chez des sujets qui ont guéri, ou qui, du moins, sont restés sensiblement améliorés.

Nous concluons donc que c'est de la fusion de tous ces ordres de faits que sortira la plus saine interprétation pronostique.

La périnévrite est, toutes choses égales d'ailleurs, moins dangereuse que la névrite, vu que ce ne sont pas les éléments nerveux qui ont subi l'altération, mais les parties accessoires qui ont mission de les protéger. Si on se rappelle, en outre, qu'elle succède à des méningites ou à une affection spécifique, telle que la syphilis, on sera d'autant plus disposé à fonder quelque espoir dans la guérison. Cependant, il ne faudra pas négliger de prendre en considération l'état plus ou moins chronique de la maladie, car la méningite chronique mène fatalement la papille à l'atrophie. La forme de la méningite aura aussi son importance, et l'arrêt dans la marche, l'amélioration, le rétablissement de la vue peuvent suivre la méningite simple, non tuberculeuse. Le pronostic chez les enfants, est, par le fait, éminemment plus fâcheux, à raison de la diathèse granuleuse ou tuberculeuse.

La névrite de nature syphilitique entre, comme on le pense bien dans les cas les plus favorables, et il est assez commun d'observer la complète restitution de la force visuelle.

Nous ne disons absolument rien de l'espoir qu'il faut conserver à l'égard de ces névrites qui succèdent à des maladies générales telles que les fièvres éruptives, la dothiénentérie, les empoisonnements par le plomb, le tabac, etc. Elles sortent assurément du cadre de nos études.

Quant à celles qui sont dues à des néoplasmes intracrâniens, le pronostic est des plus sérieux, attendu que l'atrophie se déclare et conduit les malheureux qui en sont atteints à la cécité dans un temps plus ou moins éloigné.

Mais encore dans ce stade d'atrophie, il est possible d'assister à des phases d'amélioration momentanée.

CHAPITRE VIII.

TRAITEMENT

Le traitement de la névrite et de la périnévrite cérébrales doit être essentiellement médical et devra être dirigé autant que possible contre la cause première de l'affection (méningite, tumeurs, syphilis).

On comprend que dans un certain nombre de cas, les remèdes soient tout à fait palliatifs, car, quel est le moyen dont on dispose pour obtenir la disparition d'une tumeur qui, quoi qu'on fasse a plutôt de la tendance à s'accroître et à produire des ravages ? Nous pouvons cependant soulager la plupart du temps le malade en combattant les symptômes prédominants, tels que céphalalgie, vomissements, etc., et nous emploierons à cet effet les narcotiques tels que l'opium, la belladone, etc.

Les injections hypodermiques de chlorhydrate de morphine ont produit souvent d'excellents résultats, mais elles ne réussissent pas toujours et Bousseau parle dans sa thèse d'une femme qui souffrait d'une céphalalgie extrêmement violente que rien n'avait pu calmer sauf un 1 gr. de sulfate de quinine dans une potion de 125 gr.

Il est probable que la quinine agit dans ce cas en décongestionnant les centres, ou mieux dans le langage scientifique moderne, en utilisant ses propriétés vaso-motrices.

Les réfrigérants pourront aussi être employés favorablement aussi bien que les dérivatifs et les révulsifs. Ainsi on posera des ventouses scarifiées, des sangsues à l'anus, au col de l'utérus, quand l'affection oculaire paraît se trouver sous l'influence d'un trouble menstruel. Des sinapismes, des ventouses sèches, des laxatifs, des vésicatoires, et dans des cas très-rares des cautères et des sétons compléteront le bagage thérapeutique de la maladie. Toujours est-il qu'il faut être sobre dans l'emploi de cette médication; car, si elle peut remédier à la congestion qui se fait autour d'un exsudat, d'un néoplasme dans la période progressive de la névrite et même s'opposer en quelque sorte par la soustraction des éléments de nutrition, à son accroissement, il est bien plus à craindre qu'elle n'enlève la force de résistance qui est nécessaire à la nature pour surmonter le mal.

On a vu quelquefois l'inflammation se résoudre au moyen d'onctions mercurielles et du calomel à doses réfractées.

Un traitement, paraît-il, très-peu répandu et qui pourtant mériterait quelque attention, est l'usage des bains romains ; on a, dit M. Meyer, obtenu des guérisons à Berlin par ce moyen.

Dans la phase atrophique, il sera préférable de recourir aux toniques de toutes sortes : fer, vin de quinquina, alimentation réparatrice.

L'hydrothérapie devra ainsi que les bains de mer être conseillée.

On essayera le nitrate d'argent comme l'ont fait MM. Charcot et Vulpian dans l'ataxie locomotrice.

M. Galezoswki, d'une part, a préconisé les sternutatoires, qui auraient la propriété de dériver les congestions des méninges et M. Duchenne de Boulogne, de l'autre, a vanté l'emploi des courants continus.

Si l'on soupçonne la syphilis, il faudra s'adresser, sans délai, au traitement spécifique de cette affection.

Néanmoins, malgré toute la richesse de cet arsenal thérapeutique, la médecine, ici comme dans un grand nombre d'autres maladies est souvent impuissante à obtenir la guérison. *Dura lex, sed lex !*

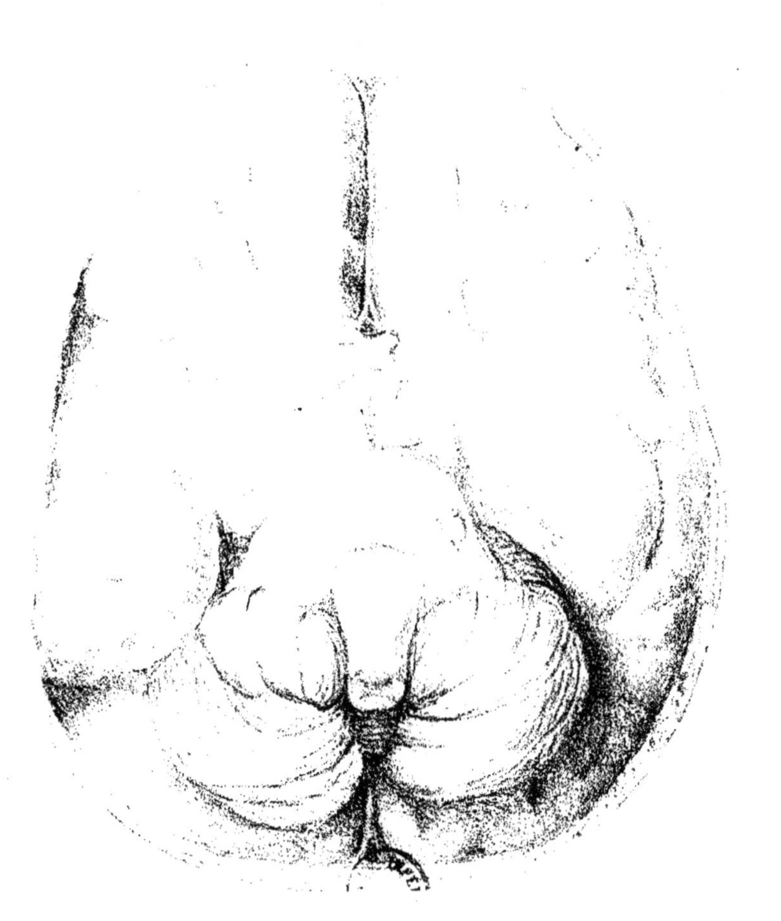

EXPLICATION DE LA PLANCHE

a. Lobe du cervelet un peu repoussé en arrière.

b. Aspect pointillé de la tumeur, dû à de véritables concrétions calcaires.

c. Zone de ramollissement.

d. Nerf optique droit plus gonflé que le gauche.

TABLE DES MATIÈRES

Paris. A. Parent, imprimeur de la Faculté de Médecine, rue M^r-le-Prince, 31.

ANGER. **Nouveaux éléments d'anatomie chirurgicale**, par Benjamen ANGER, chirurgien des hôpitaux, ex-prosecteur de l'amphithéâtre des hôpitaux de Paris, lauréat de l'Institut (Académie des sciences). Paris, 1869, ouvrage complet, 1 vol. in-8 de 1055 pages, avec 1079 fig. et Atlas in-4, de 12 planches dessinées d'après nature, gravées sur acier et imprimées en couleur, et représentant les régions de la tête, du cou, de la poitrine, de l'abdomen, de la fosse iliaque interne, du périnée et du bassin, avec texte explicatif, cartonné. 40 fr.

Séparément, le texte, 1 vol. in-8. 20 fr.

Séparément, l'atlas, 1 vol. in-4. 25 fr.

BEAUNIS et BOUCHARD. **Nouveaux éléments d'anatomie descriptive**, et d'embryologie, par H. BEAUNIS et BOUCHARD, professeurs agrégés à la Faculté de médecine de Strasbourg, médecins-majors, répétiteurs à l'Ecole de médecine militaire à Strasbourg. Paris, 1868, 1 vol. grand in-8 de XVI-1050 pages avec 404 fig. dessinées d'après nature, cartonné. 18 fr.

GALEZOWSKI (X.). **Traité des maladies des yeux**, par X. GALEZOWSKI, professeur d'ophthalmologie à l'Ecole pratique de la Faculté. 1re partie, 1 vol. in-8, avec 226 figures. L'ouvrage complet. 18 fr.

GALEZOWSKI (X.). **Du diagnostic des maladies des yeux** par la chromatoscopie rétinienne, précédé d'une étude sur les lois physiques et physiologiques des couleurs. Paris, 1868, 1 vol. in-8 de 267 pages, avec 31 figures, une échelle chromatique comprenant 44 teintes et cinq échelles typographiques tirées en noir et en couleur. 7 fr.

GRAEFE. **Clinique ophthalmologique**, par A. de GRAEFE, professeur à la Faculté de médecine de l'Université de Berlin. Edition française, publiée avec le concours de l'auteur, par M. le Dr E. MEYER. Du traitement de la cataracte par l'extraction linéaire modifiée ; Leçons sur l'amblyopie et l'amaurose ; de l'inflammation du nerf optique ; de la névro-rétinite ; de l'ophthalmie sympathique, observations ophthalmologiques chez les cholériques ; notice sur le cysticerque, etc. Paris, 1867, in-8, 372 pages, avec figures. 8 fr.

Séparément : La DEUXIÈME PARTIE, in-8, 288 pages. 4 fr. 50

HUSCHKE (E.). **Traité de splanchnologie** et des organes des sens. Paris, 1845, in-8 de 870 pages, avec 5 planches. 5 fr.

LUYS. **Recherches sur le système nerveux cérébro-spinal**, sa structure, ses fonctions et ses maladies, par J.-B. LUYS, médecin de Bicêtre. Paris, 1865, 1 vol. grand in-8 de 700 pages, avec atlas grand in-8 de 40 planches et texte explicatif. Figures noires. 35 fr.

Figures coloriées. 70 fr.

MAGNE. **Hygiène de la vue**, par le Dr A MAGNE. *Quatrième édition* revue et augmentée. Paris, 1866, in-18 jésus de 350 pages avec 30 fig. 3 fr.

POMIER (A.). **Etude sur l'iridectomie**, applications et procédé opératoire, par le Dr Am. POMIER, chef de clinique ophthalmologique. 1870, in-8 de 100 pages, avec figures. 2 fr. 50

ROBIN (Ch.). **Traité du microscope.** Son mode d'emploi, ses applications à l'étude des injections, à l'anatomie humaine et comparée, à la physiologie, à la pathologie médico-chirurgicale, à l'histoire naturelle animale et végétale et à l'économie agricole. Paris, 1870, 1 vol. in-8 de mille pages avec 300 figures intercalées dans le texte.

— **Mémoire contenant la description anatomo-pathologique des diverses espèces de cataractes** capsulaires et lenticulaires. Paris, 1859, 1 vol. in-4 de 62 pages. 2 fr.

SICHEL. **Iconographie ophthalmologique**, ou Description avec figures coloriées des maladies de l'organe de la vue, comprenant l'anatomie pathologique, la pathologie et la thérapeutique médico-chirurgicales, 1852-1859. Ouvrage complet, 2 vol. grand in-4 dans 1 vol. de 840 pages de texte, et 1 vol. de 80 planches, dessinées d'après nature, gravées et coloriées, accompagnées d'un texte descriptif. 172 fr. 50 c.

Demi reliure des deux volumes, dos de maroquin, tranche supérieure dorée. 15 fr.

Paris. A. PARENT, imprimeur de la Faculté de Médecine, rue M.-le-Prince, 31.

www.ingramcontent.com/pod-product-compliance
Lightning Source LLC
LaVergne TN
LVHW020039170826
845678LV00001B/329

* 9 7 8 2 3 2 9 6 9 1 1 2 1 *